Pedro Bayona

El poder sanador del Chi Kung

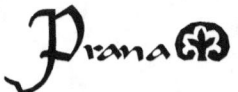

El poder sanador del Chi Kung
© Pedro Bayona, 2015

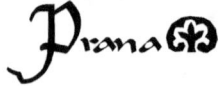

D. R. © Editorial Lectorum, S. A. de C. V., 2015
Batalla de Casa Blanca Manzana 147 A Lote 1621
Col. Leyes de Reforma, 3a. Sección
C. P. 09310, México, D. F.
Tel. 5581 3202
www.lectorum.com.mx
ventas@lectorum.com.mx

Primera edición: mayo de 2015
ISBN: 978-1537462530

D. R. © Imágen de portada: Shutterstock®
D. R. © Portada e interiores: Angélica Irene Carmona Bistráin

Para mi esposa y mis hijos

Introducción

Este libro presenta un panorama general del Chi Kung aplicado a la sanación de diversas enfermedades a través de una amplia variedad de ejercicios físicos.

En la actualidad la Organización Mundial de la Salud ha reconocido al Chi Kung como un recurso en la preservación de la salud y medio terapéutico, ya que cuenta con más de 2,500 años de probada eficacia.

El Chi Kung es parte de la medicina tradicional china, donde se ubican además la acupuntura, la digitopuntura, la fitoterapia (herbolaria) y una forma especial de masaje llamado Tui Na.

En estas páginas encontrará una descripción de lo que es el Chi Kung y su historia, así como las bases teóricas y filosóficas que sustentan su eficacia sanadora.

Los ejercicios —agrupados en las llamadas Formas— son descritos detalladamente, incluyendo los efectos curativos, las indicaciones terapéuticas para diversas dolencias y la manera de practicarlos, sea para preservar la salud, fortalecer el organismo o sanar un padecimiento.

El Chi Kung se practica con movimientos suaves, utilizando métodos especiales de respiración y la llamada meditación en movimiento. Los ejercicios activan el Chi o energía vital que fluye por todo el organismo, gracias a lo cual se evitan enfermedades, se alivian dolencias de los sistemas esquelético y muscular y se mejora el funcionamiento general del cuerpo, además de incentivar la alegría y el entusiasmo.

Se ha visto que cuando una persona está cansada o estresada su estado de ánimo baja mucho, es decir su Chi se reduce. Pero si a esa persona desanimada la visitan amigos para invitarla a una alegre y divertida reunión, con gente con la que se lleva bien, lo más seguro es que la fatiga desaparezca; su ánimo aumenta como arte de magia y se va a la reunión, donde se queda hasta muy noche. ¿Qué pasó? La perspectiva de momentos alegres motivó a su decaído estado de ánimo y la energía (Chi) reapareció a tal grado, que duró varias horas.

De manera similar, cuando una persona enferma se considera que existe una obstrucción en el flujo del Chi hacia un determinado órgano o sistema corporal. La función del Chi Kung es restablecer el flujo del Chi y sanar la parte enferma.

Por experiencia propia he constatado los beneficios de practicar estos ejercicios. Sin necesidad de recurrir a médicos especialistas pude corregir una desviación, no muy grave, en mi columna vertebral en poco menos de seis meses, así como modificar mi tono muscular y avivar mi entusiasmo. De igual forma he visto cómo ha mejorado la condición física y mental de casi todas las personas que han asistido a las sesiones de Chi Kung que imparto.

Aunque este libro puede servir como guía autodidacta para la práctica de los ejercicios, lo más conveniente es recurrir a un instructor calificado para poder obtener el máximo beneficio en el menor tiempo posible y, además, evitar errores en la práctica de uno o varios ejercicios, porque como se verá, cada ejercicio tiene una gran cantidad de puntos finos a tomar en cuenta.

Debo advertir sobre la gran cantidad de charlatanes y estafadores que pretenden tener poderes sobrenaturales gracias al Chi Kung. Muchos de estos farsantes se hallan en Internet, en los periódicos y revistas. Estos individuos dan exhibiciones donde encienden una vela o queman un periódico con el supuesto poder de sus manos, entre otros muchos cuentos. Todos estos engaños han sido puestos al descubierto por asociaciones mundiales que se dedican a mostrar los trucos que utilizan para aparentar superpoderes.

También habrá que cuidarse de supuestos médicos y agrupaciones que prometen la curación de casi todas las enfermedades con terapias que por lo regular tienen una alta carga mágica.

El Chi Kung, como se dijo, es una práctica de ejercicios que ayudan a mantener la salud y contribuyen a la curación de enfermedades, pero en definitiva no es el sustituto total de un proceso terapéutico llevado a cabo por un profesional de la salud.

El presente libro está dividido en cuatro partes: la primera presenta al Chi Kung, en qué consiste y sus beneficios.

La segunda parte se dedica a explicar en detalle cómo es que el Chi Kung posee poder sanador, incluyendo todo el trasfondo de la filosofía china y los conceptos importantes de la medicina china que inciden sobre el Chi Kung.

La tercera parte muestra las formas, explicadas con numerosas fotos para que los ejercicios se puedan practicar sin un instructor, si así se deseara.

La parte final está dedicada a presentar las investigaciones y testimonios de universidades y centros médicos del mundo que evidencian el poder curativo del Chi Kung.

Al final se incluye un Apéndice con la presentación del automasaje Chi Kung, que se considera muy útil. También se incluye la bibliografía de los libros consultados para elaborar este trabajo.

Agradecimientos

A la maestra María Esther Vivanco, vicerrectora de la Universidad Tecnológica Americana, por su apoyo en la difusión e impartición en su plantel de los cursos de Chi Kung.

Al doctor Eutimio Vera Alcocer, presidente del CEN del Sindicato de Trabajadores del Instituto Nacional de las Personas Adultas Mayores (Inapam), por su apertura a las formas alternativas de sanación y el decidido apoyo para la impartición de una amplia gama de cursos de Desarrollo Personal a empleados sindicalizados de la institución.

A la maestra Patricia López García de Alba, directora del Centro Holístico Latinoamericano, quien me abrió las puertas para impartir las formas curativas del Chi Kung.

A Brenda Bárbara Blackely Bocanegra por su participación como modelo en la sección de masaje Chi Kung y a Andrea Garrido Vivanco por su modelaje en el capítulo de las Formas.

A los directivos de instituciones de salud, de asistencia social y de educación superior que me han apoyado en la difusión de esta forma terapéutica.

A los asistentes a los cursos y sesiones de Chi Kung por las sugerencias que me sirvieron de motivación para escribir este texto y cuyos testimonios me permitieron comprobar de forma personal y directa el poder curativo de esta milenaria forma de sanación.

Finalmente, y no menos importante, agradezco a mi mujer, la escritora Mary Acosta, la revisión y corrección de este texto y las siempre atinadas sugerencias para mejorar la calidad de la presente publicación.

I. Qué es el Chi Kung

El carácter chino Chi significa "aire" (fluido energético que anima la respiración) y tiene un significado similar al del *pneuma* de la Grecia antigua y al de *prana* de los hinduistas.

En épocas modernas se ve cómo en las películas de *La guerra de las galaxias* se le denomina "La Fuerza". Sin embargo, el Chi es mucho más que esto. Los médicos y científicos de la física cuántica lo llaman "la energía bioelectromagnética" que tienen todos los seres vivos.

Por su parte, Kung significa "trabajo" o "técnica".

El Chi Kung literalmente se puede traducir como "el trabajo de hacer circular el aliento fortalecedor que conduce a la energía interna".

Quiero señalar que en muchos libros se encontrará que Chi Kung se escribe "Qi Gong", que es la forma *Pinyin* oficializada de 1958. El término Chi Kung es anterior al contacto Oriente-Occidente que mantiene la misma fonética de su escritura y que para no confundir a los lectores se mantiene tal como se pronuncia.

Algunas definiciones

La Organización Mundial de la Salud define al Chi Kung como un "componente de la medicina tradicional china que combina movimiento, meditación y regulación de la respiración para mejorar el flujo de energía vital en el cuerpo (Chi), para mejorar la circulación y la función inmune".

Yang Jwing-Ming, un maestro chino que vive en Estados Unidos, escribe: "La definición correcta de Chi Kung es cualquier práctica o estudio relacionado con el Chi que requiera mucho tiempo y esfuerzo". El maestro Wong Kiew Kit lo define como "el arte de desarrollar la energía, especialmente para la salud, la fuerza interna y entrenamiento mental".

El maestro Sun Jun Ping afirma que "el Chi Kung es un método pensado para desarrollar la salud usando la energía llamada Chi, fortaleciendo la capacidad natural de curación que todos poseemos".

Todas estas definiciones se refieren sólo al Chi Kung medicinal y dejan fuera las otras formas que existen. También hay que tener cuidado con alguna de estas definiciones, como por ejemplo que es cualquier práctica o estudio con el Chi que requiera mucho tiempo y esfuerzo, porque no se dice qué se debe entender por "mucho tiempo" y por "esfuerzo".

En la medicina china la acupuntura requiere mucha práctica (mínimo un año) y estudio (otro año) y no es Chi Kung. Lo mismo sucede con el masaje Tui Na, que no puede considerarse Chi Kung.

Para los fines de este libro consideraremos que el Chi Kung es un componente de la medicina tradicional china que combina el ejercicio físico, la meditación y la regulación de la respiración para mejorar el flujo del Chi con el fin de prevenir la enfermedad, mejorar la condición física y sanar diversas dolencias.

Resumen histórico

El origen del Chi Kung data de la prehistoria y probablemente nació como producto de danzas tribales y prácticas chamánicas. Inicialmente se usó el término Dao Yin para referirse a las formas destinadas a incrementar la salud y la forma física. Estas formas son presentadas en los textos antiguos junto con las técnicas de nutrición del Chi y las técnicas de respiración, así como reglas de alimentación, normas higiénicas y terapéuticas.

El conjunto de todas estas técnicas es lo que hoy en día conocemos como Chi Kung.

Las imágenes más antiguas que se tienen corresponden a un fragmento de seda del libro Dao Yin Tu, hallado en la tumba de un general de la dinastía Han (168 a. C.) Las formas que se observan en estos dibujos están presentes en otras de desarrollo posterior, como el Yi Jin Jing (estiramiento de los músculos y tendones), el Wu Chin Xi (Juego de los cinco animales) y el Ba Duan Jin (Ocho joyas del brocado).

A mediados del siglo XVIII se comenzó a hablar en Europa de la acupuntura —la forma terapéutica más conocida de China—, aunque fue hasta principios del siglo XX cuando en Occidente se le comenzó a tomar en serio.

Otras formas curativas comenzaron a practicarse durante la segunda mitad del siglo XX.

El Chi Kung llegó a México con los inmigrantes chinos en épocas coloniales. Sin embargo, su práctica quedó limitada a su reducido ámbito con la inclusión de algún curioso mexicano.

La práctica no era sistematizada y el Chi Kung permaneció casi en la oscuridad. Fue hasta después de la segunda guerra cuando esta disciplina comenzó a ser un poco más conocida.

El origen del Chi Kung terapéutico moderno se sitúa en 1955 con la apertura de un hospital en la ciudad de Tangshan y la publicación de *La práctica de la terapia Chi Kung*, escrito por Liu Guizhen, y *Chi Kung para la salud*, cuyo autor es Hu Yaozhen.

A pesar de que varias ramas de la medicina tradicional china, como la acupuntura, se imparten en universidades europeas y americanas, algunos médicos tradicionalistas aún las rechazan. Sin embargo, en 1999 se inició en México la primera Especialización en Acupuntura y Herbolaria en la Universidad Autónoma Metropolitana, con base en evidencias y en experimentación científica. En 2010 el Instituto Politécnico Nacional aprobó mediante el Cinvestav el posgrado Especialidad en Acupuntura Humana, tomando en cuenta al Chi Kung. Asimismo, desde comienzos del siglo XXI se practica el Chi Kung en diversas clínicas del ISSSTE y en varios hospitales especializados del Centro Médico de la Ciudad de México.

Tipos de Chi Kung

Se habla de que hay más de 30,000 ejercicios de Chi Kung. Sin embargo, los realmente practicados se pueden reunir en tres categorías: medicinal, marcial y espiritual.

El Chi Kung medicinal —tema de este trabajo— es un sistema de salud que busca la raíz de los síntomas o enfermedades y las trata como una entidad completa y no por partes. Los tratamientos médicos de Chi Kung junto a la medicina alópata y complementaria producen resultados excelentes.

Tratar de clasificar todas las formas de Chi Kung es bastante complicado porque algunos ejercicios son a la vez terapéuticos y marciales y, por otra parte, de una misma forma hay muchas variedades y otras con el mismo nombre se practican de manera diferente y con distintos propósitos. Sin embargo, para dar una idea general de la vastedad de esta práctica se presenta la siguiente propuesta, que en ningún modo es exhaustiva, sino sólo enunciativa:

Chi Kung medicinal (Yi Jia)

Se le considera como una forma externa o Wai Dan.

Formas de tipo dinámico

» Ocho joyas del brocado (Ba Duan Jin).
» Seis sonidos curativos (Lu Zi Jue).
» Cinco animales (Wu Qin Xi).

» Trabajo de los dedos (Shouzhi Gong zuo).
» Los cinco elementos (Wu Hang).

Formas de tipo estático (Zhan Zhiang Kung)

» Abrazar el árbol (Mabu).
» La lanza y el escudo (Mao Dun).
» El tigre saltando de frente (Zheng Shen Pu Hu).
» El gallo dorado (Jin Ji Du Li).

Formas modernas (1970)

» Ejercicios para la salud (Liang gong).

Innumerables ejercicios sueltos, que no se agrupan en formas pero que se practican como terapias y que en muchos casos combinan masaje o Tai Chi.

Chi kung marcial (Wu Jia)

Se le considera como una forma externa o Wai Dan. Se mencionan sólo las formas más conocidas que tienen utilidad terapéutica.

Formas de acondicionamiento dinámico

» Escuela Shaolin
· Fortalecimiento de los músculos y tendones (Yi Jin Ying).

- » Escuela del monte Wu Dang
  - · Ocho joyas del brocado (Wudang Ba Duan Jin).
  - · Cinco animales (Wudang Wu Qin Xi).

Formas de acondicionamiento estático

- » La camisa de hierro (Tie Shan).

Chi Kung espiritual

En esta variedad se encuentran formas externas (Wai Dan) e internas (Nei Dan). Se mencionan algunas de las más conocidas porque en esta rama del Chi Kung hay una gran cantidad de escuelas que a veces se mezclan, repiten ejercicios y en algunos casos entran en el mundo de la alquimia y la magia, que no son de interés en este trabajo. No se anotan las formas del Chi Kung de la escuela Confucionista, que básicamente buscan desarrollar la personalidad del practicante con el fin de lograr el control de su temperamento y que en muchos casos concuerdan con algunas del Chi Kung medicinal.

Todas estas formas, por su intención espiritual, tienen poca influencia terapéutica directa, aunque de alguna manera contribuyen lateralmente a una buena salud.

Escuela Budista

- » Nube púrpura (Dzen Yuan).
- » La perfección (Luo Han).
- » Trabajo interno (Nei Kung).
- » Fortalecimiento de los músculos y tendones (Yi Jin Ying, que difiere de la forma medicinal).
- » Lavado de médula y cerebro (Xi Sui Jing).

» Cultivo y refinamiento (Xiu Lian).
» Nutrir el espíritu vital (Yang Sheng Gong).
» Fortalecimiento de los músculos y tendones (Yì Jin Ying, que difiere de la forma medicinal).
» Lavado de médula y cerebro (Xi Sui Jing).

Cabe aclarar que se podrán encontrar otras clasificaciones, algunas bastante distintas a la aquí presentada, debido a que cada autor sobre el tema presenta la suya. Sin embargo, decidí que una clasificación así da una idea general del universo del Chi Kung sin entrar en sutilezas y recovecos tan gustados por los chinos.

El Chi Kung medicinal o terapéutico

Esta forma destinada a cuidar y mejorar la salud se basa en los principios de la medicina china tradicional que se sustenta en la doctrina del Yin y el Yang, las dos formas de un universo en perpetuo cambio. El Yin es el principio femenino, la tierra, la oscuridad, la pasividad y la absorción. El Yang es el principio masculino, el cielo, la luz, la actividad y lo incisivo. Según esto, a la luz se opone la sombra; al sonido, el silencio; a la fuerza la debilidad, y así con todo. Este principio se utiliza en toda la cultura china y por supuesto en la medicina china.

La aplicación médica puede ser una técnica activa (externa) o pasiva (interna) con cinco propósitos:

1. La concentración mental.
2. La circulación del Chi.
3. El fortalecimiento del sistema inmune para prevenir la enfermedad.

4. La tonificación ósea y muscular para la mejora de la condición física.

5. El equilibrio del sistema autónomo.

La prevención de la enfermedad ocurre a través del equilibrio del Chi —la energía electromagnética que está alrededor y adentro de todas las criaturas vivas—. El desequilibrio en la energía del cuerpo es resultado de una dieta pobre e intoxicada, estilo de vida sedentario sin ejercicio, lesiones, supresión de las emociones y deterioro indebido por envejecimiento. La meta del Chi Kung terapéutico es corregir los desequilibrios energéticos y los bloqueos. Esto permite al cuerpo fortalecer y regular los órganos internos, el sistema nervioso e inmunitario, disminuir el dolor, regularizar la secreción de hormonas, así como disminuir las emociones producto de la enfermedad y el estrés. El Chi Kung combina el aspecto del entrenamiento físico preventivo y terapéutico de la medicina china con los beneficios de ejercicios isométricos, isotónicos y de acondicionamiento aeróbico agregando el factor curativo de la meditación y de la relajación.

Los movimientos que se utilizan en la práctica del Chi Kung han sido establecidos desde tiempos muy remotos por los chinos, que experimentaron por siglos para determinar cuáles resultaban útiles para las diversas condiciones del cuerpo humano.

Se puede decir que el Chi Kung es para todo mundo, de cualquier edad, incluyendo personas enfermas o con discapacidad en las piernas. Como no se requieren instalaciones especiales, se puede practicar en cualquier lugar y hora.

El Chi Kung marcial o Wu Jia

Existen numerosas referencias que demuestran la existencia de la práctica marcial en China antes de la fundación del monasterio Shaolin, entre las cuales se encuentran: la *Historia de Wei*, la cual menciona que durante incursiones realizadas por el Emperador Wei del Norte en 446 d. C. se descubrieron en monasterios grandes cantidades de armas, lo que indica que la práctica marcial era algo común de la época. El Templo Shaolin fue construido en 495 d. C. por el emperador Xiao Wen para el monje Chan, Ba Tuo de Tian Zhu. Se dice que en el 519 d. C. llegó el Maestro Ta Mo —conocido también como Bodhidharma—, quien, según una leyenda muy controvertida, enseñó a los sacerdotes el arte de la defensa personal originalmente llamado Wu Jia para evolucionar en el Shaolin Kung Fu que, en conjunto con el Budismo Chan (Zen), creó una forma de vida interiormente equilibrada.

La forma llamada "Estiramiento de músculos y tendones" (Yì Jìn Ping) es una mezcla de práctica marcial y medicinal. La forma clásica consta de 12 elementos que se practican como parte del acondicionamiento físico, más que curativo. De esta forma se han creado variaciones con 18 y 28 elementos que no son reconocidas como auténticas.

Las formas del monte Wu Dang, entre las que destacan "Las ocho joyas del brocado" con interesantes variantes a la forma medicinal, es muy efectiva como medio terapéutico. La forma "Los cinco animales" presenta criaturas diferentes a las del Chi Kung medicinal, que son: el tigre, el dragón, la serpiente, el leopardo y la grulla. Su práctica tiene como función el acondicionamiento más que medio terapéutico.

Beneficios de la práctica del Chi Kung

Por ser el Chi Kung parte de la medicina tradicional china, posee propiedades curativas y genera beneficios en el terreno económico, puesto que no utiliza medicamentos ni costosos aparatos. Su poder sanador radica en la combinación de ejercicios físicos, trabajo mental y control emocional, gracias a lo cual una gran cantidad de enfermedades psicosomáticas son curadas. Es claro que no es el remedio universal, pues no puede hacer mucho ante un infarto, rotura de huesos, enfermedades degenerativas que se encuentren en estado avanzado, como el Alzheimer o la esclerosis múltiple. Pero como medicina preventiva es excelente al igual que para mantener una muy buena condición física.

Se mencionan algunos beneficios en el terreno de la salud física:

1. Incrementa la vitalidad jovial.
2. Genera energía y entusiasmo.
3. Fortalece el sistema inmunológico.
4. Acelera la recuperación de una enfermedad.
5. Mejora el funcionamiento de los órganos incluyendo el corazón y los pulmones, así como los sistemas circulatorio, digestivo y linfático.
6. Reduce la hipertensión.
7. Minimiza el riesgo de caídas, especialmente en la vejez.
8. Establece o mejora la conexión entre cuerpo y mente.

Los beneficios en el campo de la salud mental y emocional son:

1. Reducción del estrés.
2. Sentimiento de paz interna.
3. Actitud positiva.
4. Reducción de pensamientos y comportamientos nocivos.
5. Estilo de vida más equilibrado.
6. Aumento de la capacidad para disfrutar la vida.

¿Por qué nos enfermamos?

Se sabe que el estado de los órganos internos determina el grado de salud de una persona. Según la medicina china existen cinco órganos que se consideran los más importantes para la salud y la longevidad:

el corazón, el hígado, los pulmones, los riñones y el bazo. Siempre que alguno de estos órganos no funciona adecuadamente tiene lugar una enfermedad o incluso la muerte. Además, estos cinco órganos están interrelacionados con los demás. Cuando aparece un problema en uno, los otros también se verán afectados. Por ejemplo, la artritis se sabe que es causada por el mal funcionamiento del hígado y riñones. Una persona depresiva podría tener problemas de colon. El deterioro de las facultades físicas y mentales por el envejecimiento se produce cuando el nivel de Chi en el cuerpo es bajo. Una de las primeras metas de la práctica de Chi Kung consiste en aprender a retardar este proceso de deterioro fortaleciendo el Chi.

Gran parte de la tensión corporal es causada por la agitación emocional, producto de la reacción mental ante sucesos que causan angustia o estrés. Por esta razón es fundamental regular la mente y las emociones con la práctica del Chi Kung. Sólo a través de actitudes y emociones sanas y una mente tranquila y en paz se logrará un cuerpo saludable, lleno de energía y vitalidad.

II. Cómo funciona el Chi Kung

El Chi Kung funciona a través de los movimientos de estiramiento, contracción y torsión, en conjunto con la respiración y la concentración mental en lo que se está haciendo, gracias a lo cual se activa la energía y se eliminan las obstrucciones de los canales por donde fluye el Chi, llamados "meridianos". En el curso de los ejercicios las articulaciones de los dedos, la muñeca, la palma de la mano, el brazo, la cadera, la cintura y el cuello se encuentran en movimientos de extensión, contracción, rotación y torsión todo el tiempo. Las formas de rotación son básicamente torsión interna y externa. He aquí unos ejemplos: la rotación de los dedos de las palmas de las manos y de los brazos se produce en la serie 7 de las Ocho joyas del brocado donde se aprietan los puños. En las series El oso y El ciervo y la quinta de las Ocho joyas del brocado se producen rotaciones de la cintura, la cadera, el cuello y la nuca. El practicante debe sacudir la cabeza y girar el cuello a la par del balanceo de la cintura, flexibilizar las caderas y torcer los brazos. En todos los casos, el Chi se distribuye por medio de los meridianos a través de la columna vertebral hasta la punta de los dedos a través de los brazos y las piernas en el curso de la extensión y se mueve en sentido opuesto en la contracción. Por esto se recomienda a los practicantes que imaginen que hay una cuerda en su interior, que va de la punta de los dedos de las manos hasta el final de la columna vertebral, que se extiende y acorta a lo largo del ejercicio.

El Chi Kung implica cinco principios

1. Relajar el cuerpo: adoptar una postura cómoda y relajada, como entrenamiento para conocer, memorizar y recordar los movimientos.
2. Regular la respiración: suave, fluida, rítmica, profunda, silenciosa.
3. Calmar la mente: observar el cuerpo (la correcta postura). Observar la respiración (no controlar). Observar el movimiento del Chi (hormigueo, cosquilleo o picazón).
4. Dirigir el Chi: la intención primaria es encausar el Chi en la dirección en la que el ejercicio me lo indique. Con la visualización (de la mente) donde se enfoca la mente la sensación debe aparecer.
5. Exaltar el Espíritu: cuando el Espíritu se nutre, la sabiduría aflora, y con ella la estabilidad, la tranquilidad, la paz.

El Chi Kung fundamenta los ejercicios que componen las formas con lo que se podría denominar bases teóricas, que comprenden una cosmovisión y una sutil psicología. Por eso conviene revisar los siguientes puntos:

» El Yin y el Yang como manifestaciones del cambio permanente.
» La mente y la emoción como medio de intención y concentración.
» La fisiología humana (según la filosofía y medicina tradicional china).
» Las tres regulaciones.

El Yin y el Yang

Desde épocas muy remotas se desarrolló en China la idea de que todo en el Universo es mutable, pasando de un estado a otro. El Yin y el Yang son los exponentes de estos estados, opuestos y a la vez complementarios, que se encuentran en todas las cosas. El Yin es el principio femenino, la tierra, la oscuridad, la pasividad y la absorción. El Yang es el principio masculino, el cielo, la luz, la actividad y lo incisivo.

Según esta idea cada ser, pensamiento o fenómeno natural posee un complemento del que depende para su existencia y que a su vez se encuentra dentro de sí mismo.

De esto se desprende que nada existe en estado completo ni tampoco en absoluta quietud, sino en una continua transformación.

De este modo al día le sigue la noche, al nacimiento la muerte, a la tormenta la calma y así en todo. El Sol aparece en las mañanas, cambiando de posición hasta desaparecer por la tarde; la Luna nunca muestra la misma cara y ahora se sabe que el Universo está en perpetuo cambio.

Por si fuera poco, cualquier idea puede ser vista como su contraria si se la mira desde otro punto de vista.

Hay un acuerdo general en ver el cambio constante, que pasa del Yin al Yang, como el sustento de toda la filosofía china que apareció formalmente en el siglo VII a. C. y en el antiguo texto conocido como *El libro de las mutaciones* (*I Ching*), cuyos vestigios más antiguos se remontan al segundo milenio a. C.

El libro se compone de aforismos que se refieren a la oposición de conceptos antagónicos como fuerza-debilidad, alto-bajo, rigidez-flexibilidad, etcétera, representados por una línea continua (masculino) y una trunca (femenino) que forman los grupos de líneas llamados trigramas que se usan para la adivinación.

En la medicina china y en el Chi Kung, el Yin y el Yang intervienen activamente, precisamente por la oposición de los contrarios y la comprensión de que todo cambia pasando de un estado Yin a uno Yang y viceversa.

Al practicar los ejercicios se usa este principio, ya que los estiramientos pasan de un estado suave Yin a uno enérgico Yang, además de ser extensiones en sentidos opuestos.

La polaridad Yin y Yang

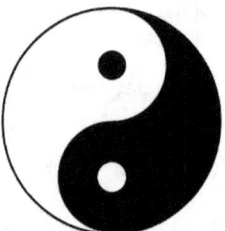

Diagrama del Taiji

El diagrama del Taiji representa la energía Yin y Yang que, de acuerdo a los chinos, es la base de todo lo existente en el Universo. La relación de oposición muestra cómo todo en la naturaleza se agrupa por parejas de energías opuestas y complementarias. El Yin y el Yang coexisten en una unidad y por ello se repelen y se atraen. La energía Yin representada en negro implica las ideas de reposo, retroceso, debilidad, blandura. Por su parte la energía Yang, mostrada en blanco, se refiere a las ideas de movimiento, avance, fortaleza, dureza. Por eso se afirma que esta relación es la condición necesaria para la existencia de ambas energías, ya que ninguna puede existir sin la otra. No se sentiría lo frío si no se conociese lo caliente.

La relación tiene un carácter dinámico. Cuando una crece, la otra disminuye, creando una constante alternancia. Así, cuando el día decrece comienza a crecer la noche. Pero además, cuando una energía llega a su máximo se inicia su disminución, tal como sucede con el Sol, que al llegar al cenit comienza a descender.

El siguiente cuadro muestra las distintas polaridades Yin y Yang de una misma energía.

Ying	Femenino	Reposo	Frío	Abajo	Concentrado	Agua	Noche
Yang	Masculino	Movimiento	Calor	Arriba	Disperso	Fuego	Día
Ying	Interior	Negativo	Blando	Recibir	Retroceder	Débil	Partido
Yang	Exterior	Positivo	Duro	Dar	Avanzar	Fuerte	Entero

La mente

Actualmente se reconoce que mucho de nuestro funcionamiento físico está controlado por la mente. En el entrenamiento del Chi Kung la mente controla el flujo del Chi y las otras funciones corporales. Todos alguna vez han experimentado distintas formas en las que la mente causa reacciones en el cuerpo. Por ejemplo, pensar en cosas que nos dan miedo causa sudoración. Los pensamientos estresantes tensionan los músculos hasta el dolor físico. En estos casos, la mente causa una reacción química como la generación de ácido en los músculos. De la misma manera, la mente puede relajar el cuerpo si pensamos en ello. De allí que muchas personas utilizan el Chi Kung para controlar su presión arterial sin drogas.

La concentración es la clave en el Chi Kung. Concentrando la atención en el abdomen y realizando los ejercicios aumenta la potencia del Chi fluyendo activamente por el cuerpo. Esto produce energía extra con un uso más eficiente. La cantidad de Chi que puede generarse depende enteramente de la habilidad para concentrarse.

Lo emocional

En la medicina tradicional china se entiende por salud al mantenimiento del organismo y del equilibrio de la energía. En la práctica del Chi Kung terapéutico se considera como energía a todo nuestro ser, cuerpo, mente y emociones. El primer síntoma de enfermedad se manifiesta emocionalmente; el cerebro envía estímulos a los órganos internos y éstos reaccionan generando energía emocional. Cualquier desequilibrio emocional produce un estado anormal alterando las funciones de un órgano y después en todo el organismo.

En el Chi Kung se consideran dos tipos de emociones: las Yang, que nos llevan a la manifestación externa, abriendo al individuo a la extroversión y la actividad; y las Yin que, por su parte, llevan la energía hacia adentro, generan tensión en los órganos, conducen a la introversión a la interiorización y al aislamiento.

Gracias al Chi Kung se puede tomar el control de estas energías para observarlas, reconocerlas y controlar la mente para lograr un adecuado equilibrio emocional. Al realizar los ejercicios se aprende a trabajar las emociones de acuerdo a los deseos del practicante sea con fines terapéuticos o de simple relajación.

La fisiología humana

Es importante conocer la fisiología humana para comprender cómo actúan los ejercicios y de qué medios echan mano. Para los chinos —y actualmente para muchos médicos occidentales— el cuerpo humano es "la materialización del Chi", es decir, somos un recipiente de energía que fluye por todos los órganos y miembros.

Esta energía fluye por canales llamados "meridianos". Por otra parte, se tienen lugares de concentración en diversos puntos del cuerpo o puertas de entrada y salida del Chi. Estos puntos se revisan a continuación.

Los tres puntos Dan Tian

Se les denomina de muchas formas, como *Dian Tian* o *Dien Tan*. El Dan Tian se conoce en India como punto *Hara* y en Japón como *Tanden*. Pese a todo, Dan Tian significa, literalmente, *Campo (Tian) de Cinabrio (Dan)*. El carácter *"Tian"* simboliza un campo dividido en cuatro parcelas y representa un área de cultivo extensa que debe ser trabajada. *"Dan"* designa al cinabrio o sulfito natural de mercurio (HgS), de donde se extrae éste último. Es un mineral rojo, muy abundante en el sur de China, que se usaba en antiguas ceremonias mortuorias. En tumbas fechadas hacia el siglo VI a. C. se han descubierto importantes cantidades de este mineral. Para la medicina china siempre fue un elemento esencial y los antiguos alquimistas chinos lo equiparaban a la Piedra Filosofal: una especie de píldoras de la inmortalidad que podían otorgar salud y longevidad, aunque su uso inexperto puede producir la muerte.

La primera mención del Dan Tian aparece en un texto taoísta de los siglos I-III d. C., el *Clásico del patio amarillo*, uno de los textos fundamentales del taoísmo alquímico, también relacionado con la creación del arte del Tai Chi.

Los tres Dan Tian se hallan en correspondencia con el cuerpo físico y el Universo, siendo asociados cada uno con una región del cuerpo, una calidad de Chi y un nivel de conciencia. Son los centros más importantes del sistema energético humano, que pese a ser independientes están interrelacionados entre sí. No se consideran simples depósitos de energía, sino más bien sedes de transformaciones o mutaciones de la esencia ("esperma"), la energía vital (Chi) y el espíritu. A estos puntos también se les ha llamado los tres tesoros.

Se conocen como Dan Tian inferior, medio y superior. Se hayan situados por la parte delantera y central del cuerpo, siguiendo un camino descendente por el meridiano llamado Vaso de la Concepción que conecta por abajo a través de la cavidad conocida como "Huiyin" (en el perineo), con el meridiano llamado Vaso Gobernador que sube por la parte central de la columna vertebral, bajando por la frente y la nariz y terminando en la parte superior del paladar en un punto llamado "Baihui". A través de la lengua se crea un círculo cerrado entre estos dos meridianos que comunican a los tres Dan Tian. Este recorrido energético se conoce como la "órbita microcósmica" o "pequeña circulación".

El Dan Tian inferior (Xia Dan Tian) se encuentra a una distancia de tres o cuatro centímetros por debajo y hacia adentro del ombligo, en el centro de gravedad (por lo que la posición exacta puede variar en cada persona). Se le define como la residencia donde se concibe el Embrión Espiritual y el manantial de la energía humana. Los hombres guardan en él la esencia Jing (el esperma) y las mujeres la sangre menstrual. Es considerado como el recipiente alquímico donde se almacena el Chi original. Se le asocia con la Tierra, la cavidad pelviana y a las energías sexuales. Para los maestros de Chi Kung es la base del equilibrio de la persona y mediante determinados ejercicios buscan activarlo y fortificarlo.

El Dan Tian medio (Zhong Dan Tian) se localiza a la altura del diafragma, en el plexo solar. Se le asocia con el pensamiento emocional, la autoestima y el ego personal. Está considerado el centro donde se produce y almacena el Chi adquirido procedente del aire respirado y los alimentos ingeridos. Como depende de la calidad del aire y la comida, este Chi puede agitar la mente y llevar a las persona a ser emocionalmente irracionales, a través de excesos, enojos, ansiedades, miedos o angustias.

El Dan Tian superior (Shang Dan Tian) se encuentra en el centro de la frente, en la zona del llamado "tercer ojo". Se le asocia con el cielo, el cerebro y la conciencia. Es el que gobierna el pensamiento racional, la voluntad o el razonamiento. Su apertura permite recoger el Chi celeste y el cultivo del espíritu. Si está equilibrado, el pensamiento es claro, creativo, consciente y con capacidad de juicio.

Las distintas formas de Tai Chi y los diferentes ejercicios del Chi Kung, se han desarrollado con el objetivo de estimular y movilizar la energía de los Dan Tian. Hay movimientos Yin y movimientos Yang. Algunos movimientos o ejercicios enfatizan más en un Dan Tian determinado. Por ejemplo, aquellos que se focalizan en la cintura o en la zona abdominal trabajan principalmente el Dan Tian inferior. Determinadas respiraciones y aperturas en la zona del pecho, el Dan Tian medio y los movimientos que trabajan cuello o cervicales y con los brazos elevados, el Dan Tian superior.

Los puntos Hui Yin, Bai Hui y la órbita microcósmica

Estos puntos se consideran puertas de acceso o salida de la energía. El punto Hui Yin se encuentra en el Perineo, la parte del cuerpo que se tiene entre los genitales y el ano. En la práctica del Chi Kung y otras muchas disciplinas chinas y japonesas se utiliza para controlar el flujo de energía. Para provocar una subida de la energía a través de la columna vertebral se cierra este punto. Para esto se aprietan ligeramente los esfínteres anales y también los músculos genitales. Para entender esto: si una persona que está orinando interrumpe la salida de orina, está utilizando unos músculos que juntamente con los esfínteres anales son los que se deben mantener ligeramente apretados. Este ejercicio se puede practicar contrayendo los músculos para cerrar el punto Hui Yin durante 5 segundos para posteriormente relajar toda la musculatura. Es necesario dominar esta técnica para poder realizar adecuadamente los ejercicios de Chi Kung.

Los cinco elementos y su relación con la anatomía humana

A diferencia de Occidente, los chinos consideran que existen cinco elementos, también llamados Cinco Movimientos o Cinco Etapas. Estos elementos son ampliamente utilizados para explicar una gran variedad de fenómenos, que van desde los ciclos cósmicos, la interacción interna de los órganos del cuerpo, a las propiedades curativas de las sustancias o los cambios políticos de los diversos regímenes. Los elementos son Madera, Fuego, Tierra, Metal y Agua. A diferencia de los elementos occidentales (agua, aire, tierra y fuego), que surgen de la naturaleza, los chinos se refieren principalmente a procesos y cambios. Al referirse a interacciones y relaciones entre fenómenos también se les usa para describir las Cinco Virtudes, o en campos tan disímiles como el Feng Shui, la astrología, la música, la estrategia militar y las artes marciales.

Cada elemento se refiere a un estado de la naturaleza. Así, Madera se refiere a un período de crecimiento, de abundantes árboles y vitalidad. Fuego apunta a un período de engorda, florecimiento que reboza de energía fogosa. Tierra representa un período intermedio de estaciones conocido como el Verano Tardío, asociado a la realización equilibrada. Metal indica al otoño, un período de cosecha y recolección. Y Agua señala un período de retiro, donde el almacenaje y la calma prevalecen.

A continuación se muestran las relaciones entre los cinco elementos, los órganos, tejidos y fluidos del cuerpo humano, su cualidad Yin o Yang, así como las funciones vitales y los estados de equilibrio o desequilibrio, los rasgos de personalidad, los aspectos espirituales involucrados y las fuerzas que se tienen en función de los elementos.

	Madera	Fuego	Tierra	Metal	Agua
Órgano Yang	Hígado	Corazón	Bazo/ Páncreas	Pulmones	Riñones
Órgano Ying	Vesícula biliar	Intestino delgado	Estómago	Intestino grueso	Vejíga
Funciones vitales	Sistema nervioso	Sistema cardiovascular y endócrino	Aparato digestivo	Aparato respiratorio	Sistema reproductor y urinario

	Madera	Fuego	Tierra	Metal	Agua
Tejidos	Tendineo	Vascular	Muscular	Epidér-mico	Óseo medular
Órganos sensoriales	Ojos	Lengua	Boca	Naríz	Oídos
Líquidos	Lágrimas	Sudor	Salica linfa	Mucosidad	Orina
Desequilibrio energético	Ira/rabia/cólera	Alegría/euforia	Preocupación/reflexión	Tristeza/melancolía	Miedo/pánico
Equilibrio energético	Amabilidad/bondad	Serenidad/paz	Compasión/empatía	Integridad/dignidad	Confianza
Personalidad	Iniciativa/decisión	Expresividad/creatividad	Seguridad/ánimo	Sentido/deber/ecuanimidad	Coraje/voluntad
Nivel espiritual	Hun Alma	Shen Conciencia	Yi Intelecto	Po Instinto	Zhi Intención
Fuerza	Generadora	Expansiva	Estabilizadora	Condensador	Unificadora

Los movimientos básicos de energía se suceden unos a otros para formar todos los fenómenos de la naturaleza en ciclos dinámicos, organizados y predecibles de Creación, Sustracción, Control y Sublevación. En el cuerpo humano los 4 ciclos explican la dialéctica de las emociones y de las facultades mentales, a la vez que facilitan una serie de modelos de interactuación que ayudan a la medicina tradicional china a establecer el diagnóstico de enfermedad.

En el ciclo de Creación la conducta Madera promueve la del Fuego, que a la vez promueve la de la Tierra, que promueve la del Metal y ésta la del Agua. En el cuerpo humano este ciclo favorece la relación de ayuda y alimentación energética entre los órganos; la energía del corazón alimenta la energía del bazo, la energía del bazo alimenta la energía de los pulmones, la energía de los pulmones alimenta la energía de los riñones, la energía de los riñones alimenta la energía del hígado y finalmente la energía del hígado alimenta la energía del corazón. También puede suceder una dinámica inversa en el ciclo, la energía del órgano alimentado resta energía del órgano alimentador originando el ciclo de Sustracción.

En el ciclo de Control, la Tierra inhibe el Agua, la Madera inhibe a la Tierra, el Metal inhibe a la Madera, el Fuego inhibe al Metal y el Agua inhibe al Fuego. En el cuerpo humano, el ciclo de Control limita el crecimiento de la Energía Vital sobre el órgano para asegurar su equilibrio; por ejemplo, una energía fuerte del bazo limita y controla la energía del riñón favoreciendo su equilibrio energético. En algunas ocasiones sucede lo contrario y el órgano controlado se rebela al controlador y entonces se invierten las funciones; a este proceso se le denomina ciclo de Sublevación.

El triple calentador (San Jiao)

Se le conoce también como Triple Recalentador o Triple Energizador. No hay un órgano en la medicina occidental que corresponda al Triple Calentador, aunque se dice que ocupa la región que va del tórax al perineo.

Se le divide en tres regiones:

La superior, que está sobre el diafragma e incluye los pulmones y el corazón, está asociada a la respiración y se dice que se comporta como "niebla".

La parte media se localiza en la región abdominal incluyendo al estómago, el bazo y páncreas. Está asociado con la digestión y se dice que funciona como "espuma".

La parte baja se encuentra en la región inferior del abdomen, abajo del ombligo. Incluye al hígado, intestinos delgado y grueso, riñones y vejiga. Está asociado con el desecho y eliminación y se dice que se comporta como "ciénega".

De acuerdo con la medicina tradicional china el Triple Calentador es un órgano Yang en pareja con el pericardio, que es un órgano

Yin y que de acuerdo con la medicina occidental no es propiamente un órgano sino la membrana que cubre al corazón. El triple calentador es básicamente energético y no tiene componentes físicos, así que en una disección no se encontrará nunca al Triple Calentador. Se dice que es un mecanismo de metabolismo que interviene activamente en la digestión, por lo cual está íntimamente asociado con el bazo y páncreas para transformar el alimento que se ingiere. El Triple Calentador no se involucra en sólo una función metabólica, sino que actúa en diferentes áreas del cuerpo.

Los meridianos

Ya se dijo que son canales por donde circula el Chi. Se tienen 20 meridianos en el cuerpo. A lo largo del canal se encuentran puntos especialmente sensibles llamados "cavidades" o puntos de presión que se utilizan extensamente en la acupuntura, la digitopunta, el masaje llamado Tui Na y otras formas curativas.

Doce son los meridianos primarios, cada uno correspondiente a un órgano, al cual además de nutrir lo "cuidan", por así decirlo, procurando que el Chi fluya de la mejor manera. Existen, además, los llamados "Ocho meridianos extraordinarios", dos de los cuales tienen sus propios puntos de acción y los seis restantes se conectan con los otros regulares.

Los meridianos además pueden ser Yin o Yang según sea el órgano al cual nutren. En los brazos, como en la piernas, hay tres meridianos Yang y tres Yin. Los meridianos Yang de los brazos empiezan en los dedos de las manos y terminan en la cara. Los Yang de las piernas empiezan en la cabeza y terminan en los dedos de los pies.

Los meridianos Yin de las piernas empiezan en los dedos de los pies, finalizando en el tórax.

Los Yin de los brazos empiezan en el tórax y terminan en los dedos de las manos.

Cada meridiano Yang se conecta con otro meridiano Yang en la cabeza; y los Yin con otro meridiano Yin en el tórax. A continuación se da una breve descripción de los doce meridianos regulares y su relación con el Chi Kung.

Los meridianos Yin son:

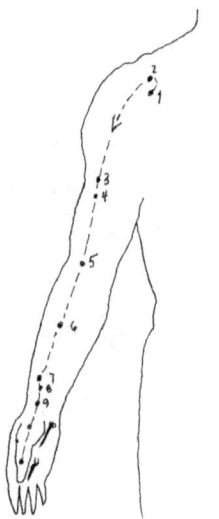

1. Pulmón (PU): Empieza en el primer espacio intercostal del tórax. Asciende hasta abajo de la clavícula. Pasa al brazo, des- cendiendo por la parte interior y externa del brazo, muñeca y mano. Termina en la uña del dedo pulgar. Tiene 11 puntos de acupresión. Los pulmones son sensitivos a los cambios emocionales, especialmente cuando se está triste o enojado, y son los primeros a ser atacados por factores patógenos externos. El síntoma más común de una debilidad en el Qi del pulmón es la tos.

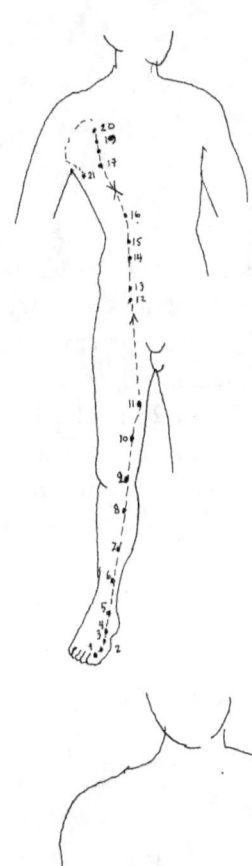

2. Bazo y Páncreas (BA): Empieza junto a la uña del dedo gordo del pie. Recorre la parte interna del pie y de la pierna, sube hasta el abdomen y sigue por el tórax cerca del pezón hasta la axila. Baja por el lado del tórax. Termina a la altura del séptimo espacio intercostal. Tiene 20 puntos de acupresión. El Qi del bazo y el páncreas es el más difícil de tratar. Si se regulariza este Qi a un nivel normal y saludable se tendrá una vida sana y larga.

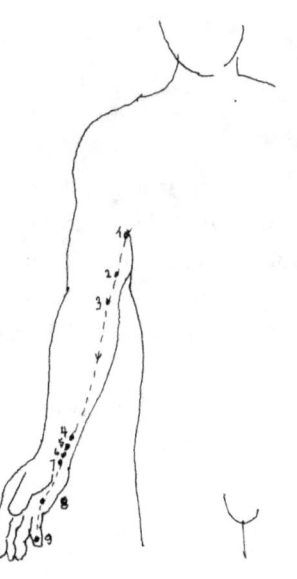

3. Corazón (CO): Empieza en el hueco de la axila. Desciende por la parte anterior e interna del brazo, la muñeca y la mano. Termina en el extremo de la uña del dedo meñique. Tiene 9 puntos de acupresión. La mente está asociada con el corazón y relacionada con el espíritu. La medicina tradicional china afirma que el corazón es el templo del espíritu porque provee el Qi del Fuego y puede nutrir el espíritu sin límite. Los disturbios emocionales son dañinos para el corazón.

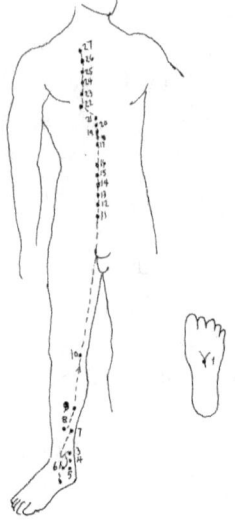

4. Riñones (RI): Empieza en la planta del pie. Rodea el tobillo interno y asciende por la parte interna de la pierna, cruza la ingle y continúa por el abdomen y el tórax. Termina bajo la clavícula. Tiene 27 puntos de acupresión. La esencia (con que se nace) está almacenada en los riñones y es la fuente de vitalidad humana.

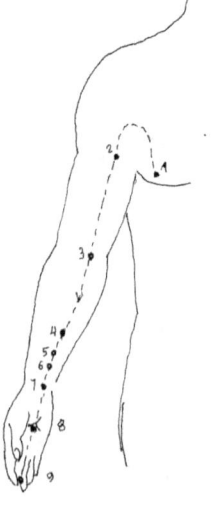

5. Pericardio (de la circulación y la sexualidad)(PC): Empieza en el lado externo del pezón. Asciende a la axila y desciende por la parte anterior del brazo hasta la palma de la mano por el lado izquierdo. Tiene 9 puntos de acupresión. El pericardio es la membrana que envuelve al corazón, el órgano más vital del cuerpo. La función del pericardio es dispersar el exceso de Qi del corazón.

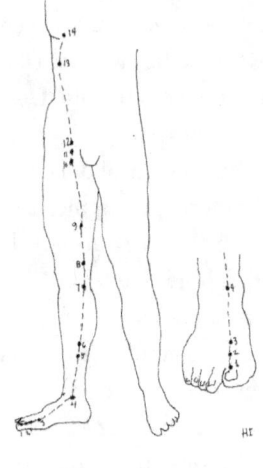

6. Hígado (HI): Empieza en la uña del dedo gordo del pie. Recorre la parte dorsal del pie y asciende por la parte interna de la pierna. Cruza la ingle, circula por el abdomen y sube por las costillas. Termina en el sexto espacio intercostal. Tiene 14 puntos de acupresión. El hígado separa y regulariza el Qi en el cuerpo entero. Almacena la sangre cuando el cuerpo está descansando. Es un órgano crítico en la menstruación de la mujer y de su sexualidad. La depresión del Qi del hígado es causa de varios desordenes en las mujeres, como menstruaciones irregulares y senos adoloridos.

Los meridianos Yang son:

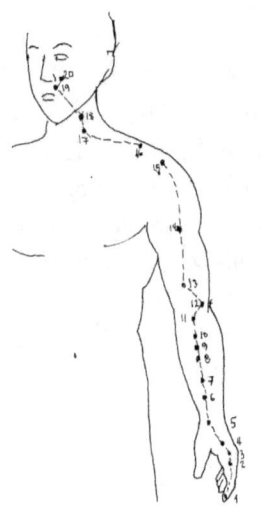

7. Intestino Grueso (IG): Empieza en la uña del dedo índice. Recorre la mano entre el pulgar y el índice, sube por la parte posterior y externa del brazo hasta llegar al hombro, cruza el cuello hasta la cara. Termina al lado del ala de la nariz. Tiene 20 puntos de acupresión. El Qi genuino (innato) tiene su residencia en el Dan Tien. El Qi que circula alrededor de los intestinos no debe estancarse.

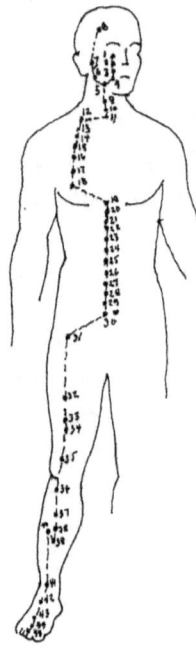

8. Estómago (ES): Empieza en la cabeza, en la zona temporal. Desciende hasta el maxilar y vuelve a ascender hasta debajo del ojo. Desciende por la mejilla y el cuello para bajar por el tórax y en paralelo a la línea central del cuerpo, sigue por la parte anterior de la pierna y dorsal del pie. Termina en el lado exterior de la uña del segundo dedo del pie. Tiene 45 puntos de acupresión. Para mantener el estómago sano se requiere en primer lugar regularizar los pensamientos. Con pensamientos confusos y trastornados el estómago no funcionará bien. El tipo de comida del día determinará la calidad del Qi que circula en el cuerpo.

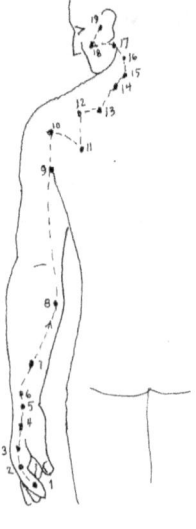

9. Intestino Delgado (ID): Empieza en la uña del dedo meñique. Recorre el lado interno de la mano y del brazo y llega hasta el hombro. Cruza en zigzag el omóplato hasta llegar al cuello. Pasa por la mejilla y termina delante de la oreja. Tiene 19 puntos de acupresión. Como el abdomen debe ser saludable, el Qi que circula en esta zona debe ser terso y natural. La mejor manera para lograrlo es con la respiración abdominal.

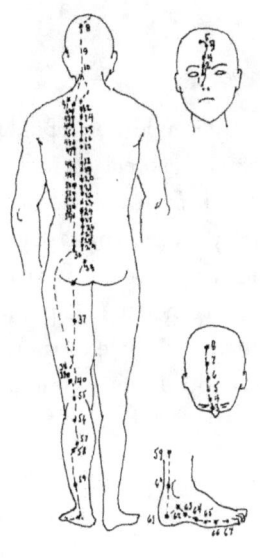

10. Vejiga (VE): Empieza en la punta interna del ojo. Recorre la frente y la cabeza hasta el cuello. Desciende por la espalda por dos caminos, ambos paralelos a la columna vertebral. Baja por la parte posterior de la pierna y la parte externa del pie. Termina en el extremo de la uña del dedo pequeño del pie. Tiene 67 puntos de acupresión. La vejiga está ligada a los riñones, uno de los órganos más importantes del cuerpo.

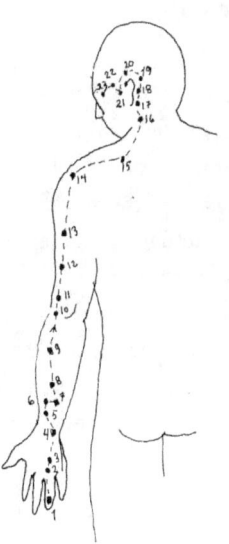

11. Triple Calentador (TC): Empieza en la uña del dedo anular. Recorre el dorso de la mano y la parte posterior del brazo hasta llegar al hombro, sube por el cuello y recorre el pabellón de la oreja. Termina en el extremo de la ceja. Tiene 23 puntos de acupresión. Como se mencionó, el Triple Calentador comprende los órganos internos del tronco de una persona.

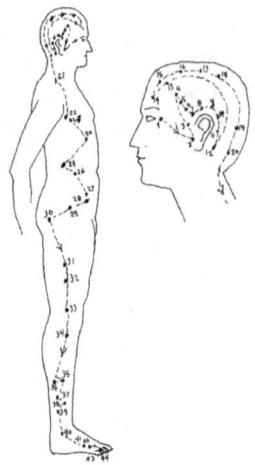

12. Vesícula Biliar (VB): Empieza en la punta externa del ojo. Se dirige a la oreja y la rodea, sube el cráneo y llega a la frente, retrocede y cruza la zona occipital y el cuello hasta llegar al hombro. Desciende en zigzag por la parte lateral del tronco hasta la cadera. Baja por la parte externa de la pierna y del pie. Termina en la uña del cuarto dedo. Tiene 44 puntos de acupresión.

Los ocho meridianos extraordinarios

Los ocho meridianos extraordinarios se encargan de administrar la Energía Vital Original o energía heredada (y por tanto de reserva limitada), que reside en los riñones. Su función más importante es hacer fluir por todo el cuerpo el Qi genuino, por lo que actúan como depósitos, vertiendo energía a los meridianos principales cuando tienen una carencia o recogiéndola cuando sufren un exceso.

Dos de ellos, el canal gobernador y canal concepción, son especialmente importantes, pues forman un circuito energético llamado Órbita Microcósmica y son los únicos que tienen puntos de acupresión.

La descripción de estos meridianos es la siguiente:

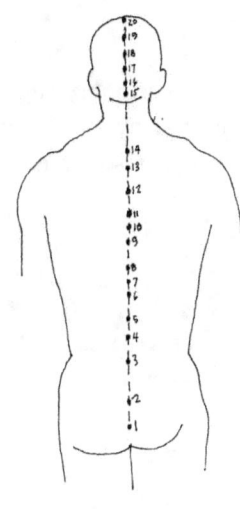

1. Vaso Gobernador (VG). El meridiano gobernador tiene influencia sobre todos los meridianos Yang. Es responsable de la circulación del Qi. El Vaso Gobernador nace en los riñones, donde recoge la Energía Vital Original, baja hasta el perineo para unirse al canal concepción, sube por la línea media de la espalda hasta la coronilla y desciende cruzando el entrecejo para terminar en el labio superior. Este vaso tiene 28 puntos de acupresión (en el dibujo sólo se muestran 20). El Vaso Gobernador es el regulador de toda la energía Yang del cuerpo, mientras que el Vaso de la Concepción controla toda la energía Yin. Cuando un practicante los llena de buen Qi se les hace circular efectivamente, con lo que se regulariza el Qi de todos los meridianos Yang.

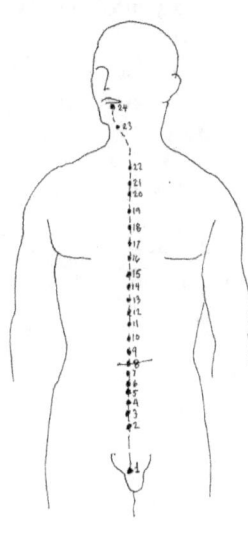

2. Vaso de la Concepción (VC): El meridiano de la concepción tiene influencia sobre todos los meridianos Yin. Puede aumentar la energía Yin en el cuerpo. Nutre el útero y el sistema completo genital de la mujer. El Vaso de la Concepción nace también en los riñones y baja hasta el perineo, donde emerge a nivel cutáneo, ascendiendo por la línea media del abdomen, pecho y garganta hasta el labio inferior. Tiene 24 puntos de acupresión. La lengua que descansa en el paladar hace las veces de puente o interruptor, conectando los dos canales. Controla la distribución del Qi en el abdomen y tórax.

Las tres regulaciones

La práctica del Chi Kung propone tres procesos de armonización o regulación mutua buscando una armonía como si se tratase de una pieza musical para tres instrumentos. Estos procesos son generalmente conocidos como:

» Regular el cuerpo.
» Regular la mente (corazón).
» Regular la respiración para regular a su vez las llamadas "Las tres joyas" del ser humano: la esencia (esperma), el aliento y el espíritu.

Regular el cuerpo

Para este proceso se dice que cuando la forma (postura corporal) no es correcta el Chi no es constante. Cuando el Chi no es constante, el Yi (la mente) no tiene paz. Cuando el Yi no tiene paz, entonces el Chi sufre un desorden.

La relajación

Para regular el cuerpo es necesario tener un estado de relajación, porque sólo cuando se esté relajado estarán abiertos todos los canales de Chi.

Las etapas de la relajación son:

1. Relajar la mente.
2. Relajar la respiración.
3. Relajar el cuerpo.

Regular la respiración

La respiración es de primordial importancia para que el Chi Kung funcione. Durante la práctica de los ejercicios constantemente se hace hincapié para que se respire de acuerdo al movimiento que se ejecuta, generalmente inhalando cuando se estiran los músculos y exhalando cuando se relajan.

Existen dos clases de respiración, la natural y la especial.

1. La respiración natural es simplemente natural y tranquila. Sin embargo, hay una diferencia entre la respiración natural en el Chi Kung, la cual se practica en un estado equilibrado en el que la mente está tranquila y de forma gradual pero sin aplicar esfuerzo.
2. La Respiración especial tiene una gran cantidad de variantes. Se describirán la abdominal tipo yoga y la abdominal invertida.

La respiración abdominal tipo yoga

Se da cuando el aire desciende hasta el abdomen, que sobresale durante la inhalación y se hunde en la exhalación en un movimiento de elevación y descenso de la barriga durante la respiración. En todos los casos se inhala y se exhala sólo por la nariz.

La respiración abdominal contribuye a limpiar la sangre e impide la obstrucción de la circulación aumentando el volumen del flujo sanguíneo, mejorando la condición nutricional y el funcionamiento general de todo el cuerpo. Ayuda a relajar o calmar la mente y a obtener la quietud interior. Durante esta respiración la mente se debe concentrar en el punto Dan Tian.

La respiración abdominal tipo yoga tiene tres variedades: respiración abdominal natural, respiración abdominal larga y profunda, y respiración abdominal con pausas.

1. En la respiración abdominal natural el aliento parece llegar hasta el abdomen.

2. En la respiración abdominal larga y profunda el practicante se concentra en su respiración para inducir al Chi por todos los meridianos. Lo ideal para los grandes maestros es inhalar durante 20 segundos y exhalar durante 40, de manera uniforme y con un ritmo constante. Lograr esto es difícil y puede llevar bastantes años conseguirlo. Lo recomendable es comenzar con inhalaciones de 2 o 3 segundos y exhalaciones de 6 a 9.

3. La respiración abdominal con pausas consiste en una respiración abdominal profunda, larga y uniforme, donde se retiene la respiración durante un corto periodo. Esta forma tiene dos variantes: a) Inhalar-pausa-exhalar, con una breve parada entre el final de la inhalación y el comienzo de la exhalación. b) Inhalar-exhalar-pausa. Haciendo una breve parada entre el final de la exhalación y el comienzo de la inhalación.

Respiración abdominal invertida

Se tiene cuando en vez de inflar el abdomen cuando se inhala, se contrae al máximo, de ser posible hasta que los órganos internos lleguen a la columna. Se exhala por la boca produciendo un sonido como resoplido. Este tipo de respiración se utiliza en diversos ejercicios tanto dinámicos, como estáticos.

Derivada de la regulación de la respiración se tienen las llamadas Tres joyas.

Las tres joyas del humano regulan, por así decirlo, el movimiento vital del cuerpo. El Chi Kung trabaja las tres joyas por la respiración, la concentración, la relajación y el movimiento. Estas son:

1. El Chi es un flujo de energía.
2. El Jing consiste en una concentración de energía.
3. El Shen es el apoyo del pensamiento para acelerar la circulación de la energía.
    » El Chi se manifiesta por una respiración regular y prolongada, vitalidad, voz fuerte y clara, buena circulación sanguínea, pulso vigoroso y lengua limpia.
    » El Shen se muestra por medio de una inteligencia viva, espíritu lógico, reacciones rápidas, mirada brillante y expresiva, gran vitalidad, lengua ágil y pulso de buen ritmo.
    » El Jing se percibe por medio de un esqueleto sólido, articulaciones flexibles, uñas lustrosas y fuertes, dientes esplendorosos, oído fino y piel elástica.

Qué es el Chi

» El Chi es la energía biomagnética con la que se nace y mantiene vivo al cuerpo.
» Está presente desde la gestación.
» No se le puede crear, pero sí cultivarlo con los alimentos, el aire, el agua y las energías de la tierra y del cielo.
» Circula en nuestro cuerpo por los meridianos y también afuera de ellos.
» Se le atribuye al Yang por su movilidad y sus funciones para calentar; mientras la sangre y los líquidos corporales se atribuyen al Yin porque su función es de nutrir y humectar los órganos, tejidos y vísceras del cuerpo humano.

El Chi del cuerpo está relacionado con la función de los órganos internos, los alimentos y el medio ambiente. Cuando los órganos funcionan bien el Chi se fortalece. Cuando un órgano falla la persona se enferma porque hay una obstrucción en el Chi y cuando éste se acaba la persona muere.

Clases de Chi

Se debe señalar que hay dos clases de Chi: el benéfico y el nocivo (el lado oscuro de la fuerza, como dirían en las películas de *La guerra de las galaxias*).

El Chi benéfico se encuentra en el interior del cuerpo y el medio exterior. Se tiene el Chi de la tierra, del cielo, del sol, de la luna, de los árboles y otros más. La práctica del Chi Kung puede absorber estos Chi de la naturaleza. El Chi también puede ser definido como cualquier campo energético que demuestre poder y fuerza, sea electricidad, magnetismo, calor o luz. La energía eléctrica es llamada "Dian Chi", al calor se le denomina "Re Chi" y al clima "Tian Chi" porque indica el estado de las energías celestiales. Cuando una persona está viva, su campo energético es llamado "Ren Chi" o Chi humano. Cuando una persona esta muerta, se llama "Si Chi", Chi muerto o fantasma. Cuando una persona es honrada o tiene poder para realizar lo correcto se dice que tiene "Zheng Chi" o Chi normal.

También existe el Chi que afecta negativamente a la salud. Entre estos tipos de Chi están el contaminado, el nocivo y el negativo, todos ellos capaces de hacernos daño. Este Chi negativo, además de encontrarse en el interior del cuerpo, existe en los lugares del alrededor, como aquellos donde hay animales muertos, plantas en descomposición, heces al aire libre, residuos tóxicos, así como habitaciones con falta de ventilación, pasillos subterráneos u hospitales insalubres. Cuando se está mucho tiempo en un lugar así la influencia negativa actúa en el nivel físico y mental.

Tipos de Chi

El Chi con el que se nace, llamado "genuino", determina el crecimiento y desarrollo del cuerpo, el movimiento, distribución y descarga de la sangre y los líquidos corporales y el funcionamiento de los órganos. Cuando pasan los años el Chi genuino disminuye y la persona envejece. Si su Chi genuino es deficiente, envejecerá más rápido que otra persona que lo tenga fuerte.

El Chi defensivo protege al cuerpo evitándole enfermedades que pueden llegar por la piel, la nariz o la boca. Si el Chi defensivo está débil, las infecciones pueden invadir el cuerpo.

Se debe señalar que la circulación de Chi depende del momento del día y de la época del año. El Chi circula por el cuerpo desde el nacimiento hasta la muerte, pero la parte del cuerpo en que trabaja cambia según la hora y el día. Sin embargo, el Chi circula continuamente por los meridianos importantes sin verse afectado por el tiempo.

La ciencia occidental y el Chi

Algunos practicantes de Chi Kung afirman que pueden detectar y manipular de forma directa el Chi e incluso operar con él a distancia, aunque no hay evidencia sustentable que confirme esta afirmación. Algunos maestros tradicionales de Chi Kung creen que el Chi puede ser visto como una explicación de los procesos biológicos y que la efectividad del Chi Kung se puede explicar en términos de la medicina occidental.

Por su parte, la Física Cuántica contemporánea ha mostrado cómo la mente y materia no están tan separadas como se ha creído. Las personas pueden usar la mente para influir en el mundo objetivo. Durante mucho tiempo se han utilizado sustancias como azúcar o agua azucarada como "medicina" en el tratamiento de enfermedades psicosomáticas, es decir, enfermedades más imaginadas que reales. A estas sustancias se les llama placebos. Se ha visto que en grupos de enfermos psicosomáticos decirles que la pastilla que se les dará es lo último en medicina, cura a un porcentaje muy alto de enfermos debido a que la persona cree que está ingiriendo un gran medicamento.

La intención de curarse es primordial para sanar. Esta intención dirigida a un propósito se manifiesta como una energía eléctrica y magnética que produce una alteración en los electrones de los átomos, según lo han demostrado numerosas pruebas de la Física Cuántica. El electrón es poseedor de una carga eléctrica negativa y al girar sobre su propio eje genera un campo magnético llamado espín. Se ha visto que al aplicar energía al átomo, que puede ser mental, el espín varía y por lo tanto el átomo se modifica. Nuestras intenciones parecen operar como si fueran frecuencias energéticas capaces de cambiar la estructura molecular de la materia, gracias a lo cual se pueden producir efectos tanto curativos como nocivos.

La Física contemporánea postula que en el Universo, las grandes formas de energía son la gravedad y el electromagnetismo. La luz y el calor son manifestaciones del electromagnetismo. El Chi en nuestro cuerpo es entonces bioelectricidad y nuestro cuerpo vive dentro de campos electromagnéticos. Por ello el Chi se ve afectado por los pensamientos, emociones, acciones, la alimentación que ingerimos, el aire que respiramos, la energía que nos rodea y toda la energía no natural que la tecnología nos impone, como radiaciones, microondas y otras frecuencias.

Por su parte, el Chi Kung estudia la energía en la naturaleza. La principal diferencia con la ciencia occidental es que el Chi Kung estudia la energía interna de los seres humanos mientras que en Occidente se presta mayor atención a la energía que se encuentra fuera del cuerpo. Cuando se estudia Chi Kung conviene considerar los puntos de vista de la ciencia moderna y no quedarse en las creencias tradicionales.

El mayor logro del estudio del Chi humano ha sido el mantenimiento de la salud y la mayor longevidad. Ya que el Chi es la fuente de la vida, comprender cómo funciona y cómo se debe regular para que circule correctamente hará posible vivir una vida saludable y longeva.

Muchos aspectos de la energía del hombre han sido investigados durante la historia de China para establecer formas curativas como la acupuntura, el masaje, la herbolaria, la meditación y los ejercicios de Chi Kung. Su uso en la regulación de la circulación de Chi en el cuerpo se ha convertido en la raíz de la ciencia de la medicina china.

El Shen (Mente)

El Shen indica el conjunto de fenómenos esenciales del movimiento vital, como el pensamiento, los estados de conciencia y la capacidad de razonamiento. Shen o Mente es el aspecto mental en el sistema nervioso y también en el aspecto espiritual de la persona. Un Shen débil se manifiesta en ansiedad, depresión crónica o desasosiego. Un Shen muy débil se manifiesta en problemas psicológicos más graves.

El Chi Kung enseña la paciencia, la humildad, el amor por todos los seres humanos y por la naturaleza. Se debe vivir en armonía con la naturaleza. Cuando se tienen cantidades suficientes de una buena calidad de Chi y Shen el cuerpo está vigoroso y los órganos funcionan perfectamente.

El Jing (Esencia innata)

El Jing es la esencia con que la persona nace y es la fundamental del sistema de reproducción que permite la procreación. Esta energía determina el proceso de crecimiento del cuerpo y la duración de su vida.

El Jing se puede ver de dos maneras: en el sentido amplio, corresponde a la energía innata del cuerpo; la sangre y la saliva pertenecen al Jing, que se encuentra diseminado por todo el cuerpo. En el sentido restringido, el Jing se oculta principalmente en los riñones, aunque también corresponde a la reproducción y a la transmisión de las características hereditarias. Este Jing restringido nutre al Jing innato y ambos son complementarios.

Las interacciones mutuas entre Las tres joyas y su interdependencia garantizan el mantenimiento del movimiento vital en el cuerpo humano. Se puede decir que se trata de los factores principales de la salud y la longevidad. La respiración y la concentración correcta en la práctica del Chi Kung son consideradas una estrategia importante para mantener el Chi, Shen y Jing en buen estado.

Regular la mente (y lo emocional)

La mente se debe regular con los ejercicios y la respiración en perfecta coordinación. Cuando la mente está inquieta, las emociones negativas surgen y por eso las personas se ven confusas e incoherentes.

El ejercicio que requiere coordinación en los movimientos en conjunto con la respiración por lo general disuelve la inquietud. A diferencia de la meditación, que no se debe realizar en estado emocional alterado, el Chi Kung muestra su capacidad de llevar a las personas a un estado de relajación y paz interior.

III. Principios curativos

Antes de ver los principios curativos del Chi Kung conviene revisar la opinión de los médicos y las secretarías o ministerios de Salud de los países avanzados sobre el ejercicio.

El veredicto considera a la actividad física como un medio que previene una gran cantidad de enfermedades, fortalece el sistema inmunológico y acondiciona los músculos y esqueleto para darle al cuerpo mayor resistencia.

En Alemania y Estados Unidos se realizaron diversos estudios que confirman que la actividad física influye positivamente en el tratamiento de enfermedades como el cáncer y la demencia senil, además de llegar a retardar el proceso de envejecimiento.

Diversos investigadores reconocen que movilizar el organismo ayuda al ser humano aun cuando la enfermedad ya está avanzada. En muchos casos un entrenamiento dosificado es un complemento más efectivo que muchos medicamentos y tratamientos elaborados. El ejercicio puede contribuir a la multiplicación de las células sanas y también revertir el curso de una enfermedad. En casos de depresión, por ejemplo, hacer ejercicio tres veces por semana durante media hora tiene el mismo efecto que tomar antidepresivos, afirman algunos expertos.

Naturaleza humana

El hombre moderno sigue estando genéticamente programado para la caza y la recolección de alimentos. Así, las tareas cotidianas del hombre prehistórico exigían un alto rendimiento corporal cuando recolectaba alimentos subiéndose a los árboles, perseguía animales salvajes y construía refugios. Los que no podían cumplir con estas tareas morían. A causa de esta selección natural, los supervivientes adquirieron una especie de armadura biológica hereditaria. Así se garantiza el funcionamiento óptimo del organismo, aunque sólo si el individuo se mantiene activo día a día. Esto no ha cambiado en los últimos 10,000 años, según afirman investigadores de la medicina evolutiva, porque entre otras cosas, el gen del trabajo físico ordena al cuerpo moverse.

El sedentarismo

En la actualidad se trabajan largas horas frente a la computadora. El tiempo libre se pasa en el sofá y en vez de caminar se utilizan los medios de transporte. El sedentarismo del hombre actual contradice las necesidades biológicas de nuestro cuerpo. La pobreza de movimiento de la población en los países industrializados es veneno para el organismo, ya que produce bloqueos en los procesos bioquímicos. Las grasas, por ejemplo, se transforman en piedras vesiculares. Además, al retardarse la digestión aumenta el contacto de los órganos con sustancias cancerígenas. Se ha visto que las personas inactivas tienen una mayor probabilidad —alrededor de 50%— de contraer cáncer de intestino grueso que quienes practican regularmente algún deporte.

Científicos de la Universidad de Missouri, en Estados Unidos, ven la causa de las enfermedades de la civilización occidental en el mal funcionamiento del metabolismo, provocado por la inmovilidad. "Con un mínimo de 30 minutos diarios de movimiento moderado, como caminatas o natación, se evitarían muchas patologías que llevan a enfermedades crónicas como la diabetes, la artritis y los problemas cardíacos". La cardiología considera al movimiento como terapia fundamental. El cardiólogo Rainer Hambrecht, de la Universidad de Leipzig, afirma que "la expectativa de vida de enfermos coronarios estables aumenta cuando comienzan a practicar deporte".

El cese de actividad física causaría la muerte de muchos enfermos cardíacos. Así, en casos de debilidad de miocardio el proceso de la enfermedad se agudiza. Si el médico está bien informado recetará ejercicio, ya que el movimiento puede reducir la tasa de mortalidad de enfermos coronarios en 35% debido a que los músculos de los pacientes había aumentado la cantidad de enzimas antioxidantes, encargadas de destruir a las radicales libres que dañan el tejido del miocardio.

Por otra parte están los aspectos mental y emocional, que influyen de manera definitiva en el resultado que se obtiene con el ejercicio. Si una persona no tiene la intención de sanar o no quiere curarse, cualquier terapia occidental u oriental fallará. Ya se vio en páginas anteriores cómo la energía electromagnética puede modificar el desempeño de las células y que ésta energía es generada por la intención o la emoción. Puede ser energía benéfica que sane al cuerpo o energía perjudicial que enferme al organismo. Los médicos afirman que en muchos casos es la actitud del paciente lo que lo cura o lo destruye y esto se puede ver constantemente en personas que logran erradicar un cáncer maligno a base de una decidida voluntad de sanar acompañada, claro está, de un tratamiento apropiado.

Estas reflexiones aplican totalmente al Chi Kung. Los médicos chinos se preocupan, antes que nada, en lograr que el paciente tenga una firme intención de sanar aunada a una mente y estado emocional encaminadas a lograr la salud. Por eso el médico chino es ante todo un psicólogo y filósofo que aplica estos conocimientos a la terapia médica propiamente dicha.

Que el ejercicio es curativo lo sabían los chinos desde hace más de 4,000 años. De ahí que apareciera el Chi Kung, que no es una simple gimnasia, sino que los ejercicios actúan sobre puntos clave en los meridianos. Por ejemplo, cuando en la primera serie de la forma Ocho joyas del brocado, se estiran los brazos y el practicante se para de puntitas, se activan los meridianos que conectan a los pies con los riñones, el bazo, la vejiga, el hígado y el estómago. Esta activación se logra a través de los puntos de acupresión situados en los dedos, lo que genera un rompimiento de cualquier bloqueo en estos meridianos. De manera similar, en la segunda serie de la misma forma al estirar los brazos como si se abriera un arco se estimulan los meridianos del pulmón, del corazón, del intestino grueso y del delgado a través de los puntos de acupresión en los brazos y en los dedos de las manos. Lo mismo sucede al rotar las articulaciones. Por ejemplo, en la muñeca se tienen tres puntos de acupresión por el lado interno del brazo y otros tantos por la parte externa. Todos estos puntos se activan al realizar ejercicios en los cuales se tengan rotaciones de muñeca. De allí se ve que en todas las series de las diferentes formas se estimulan los meridianos por medio de los más de 300 puntos de acupresión que existen en el cuerpo humano.

Cuando los músculos se esfuerzan se generan endorfinas, sustancias a las que se les considera neurotransmisores, producidas por la glándula pituitaria y el hipotálamo durante el ejercicio físico, la excitación, el dolor, el consumo de comida picante o de chocolate, el enamoramiento y el orgasmo, siendo similares a los opiáceos por su efecto analgésico y de sensación de bienestar, lo que resulta la razón por la que las personas van al gimnasio a esforzarse y sudar copiosamente, ya que así la generación de endorfinas aumenta.

Los ejercicios de Chi Kung producen un efecto similar sin necesidad de ir a fatigarse al gimnasio. Al estirar y contraer los músculos, rotar las articulaciones y pasar rítmica de una tensión a una relajación, el cuerpo genera nuevas células sanas que sustituyen a las enfermas y así, poco a poco, el organismo se fortalece y combate con éxito a la enfermedad. El Chi Kung ha probado que aumenta la capacidad pulmonar, fortalece el músculo cardiaco y mejora el desempeño del resto de los órganos y del sistema músculo esquelético, recuperando el equilibrio que, con los años, se pierde.

Además de la producción de endorfinas, el Chi Kung (y otras formas de ejercicio), reduce los problemas mentales y emocionales, como el estrés, la depresión y la angustia. Esto lo logra gracias al requerimiento de concentrarse en el ejercicio que exige un grado de coordinación que no se requiere en la vida cotidiana, gracias a lo cual, al dirigir la atención a las complejidades de los movimientos, el practicante se ubica en el presente olvidándose de todo lo demás, lo que produce un estado muy relajado.

La respiración contribuye en gran medida a la curación física y mental. Cuando el cuerpo está plenamente oxigenado la sangre está limpia, la presión arterial baja y el organismo se relaja. Todo mundo sabe que cuando una persona está agitada —con hiperventilación y exceso de adrenalina— lo primero que se le dice es que respire lenta y profundamente hasta que se calme lo más posible, porque respirar así, disminuye el ritmo cardiaco y reduce al mínimo la adrenalina producida por la agitación.

Al practicar los ejercicios de respiración del Chi Kung se ve cómo muchos participantes se quedan dormidos gracias a la relajación profunda que obtuvieron al oxigenarse plenamente. Se trata de un sueño profundo, altamente reparador, que aun cuando dure unos cuantos minutos produce el efecto de varias horas de sueño común.

Constantemente se ve cómo cambia el humor y estado físico de los practicantes de Chi Kung al terminar su sesión de ejercicios. La mayoría manifiesta que al iniciar la práctica se sentían cansados y malhumorados, mientras que al finalizar estaban llenos de energía y animosos. Por eso se afirma que cuando el cuerpo está así, el cerebro no concibe que exista enfermedad en alguna parte del organismo, por lo que manda las sustancias requeridas al lugar que no está funcionando bien, erradicando de esta manera el mal.

Algo parecido funciona en la terapia de la risa que se da a enfermos con problemas físicos y mentales con bastante buenos resultados. Lo recomendable —según los terapeutas— es reír un minuto tres veces al día. Con esto es suficiente. Tan es así, que el mismo Sigmund Freud atribuyó a la risa a carcajadas la capacidad de liberar al organismo de energía negativa, afirmando que reírse así es una forma de catarsis que permite a las personas vivir mejor. Como era de esperarse, en China los taoístas ya lo sabían desde hace por lo menos 2,600 años, por lo que aconsejaban, y lo siguen haciendo, sonreír con frecuencia, porque según afirmaban "la salud de una persona es proporcional a las veces en que se ríe durante el día".

Se puede concluir afirmando que el Chi Kung logra efectos curativos gracias a:

1. Una decidida intención de sanar acompañada de actitudes mentales y emocionales positivas.
2. Desbloqueo del Chi en los meridianos gracias a la activación de los puntos de acupresión que el propio ejercicio realiza al estirar o contraer los músculos o rotar las articulaciones.
3. Producción de endorfinas al ejercitar músculos y esqueleto, que generan una sensación de bienestar que a su vez influencia al cerebro para que actúe enviando las sustancias necesarias a un órgano o tejido que requiera reparación.
4. La respiración contribuye a este remedio porque proporciona el oxígeno fresco que el organismo requiere, eliminando al mismo tiempo las toxinas.
5. La concentración de la mente en la realización de los ejercicios borra de la conciencia todas las preocupaciones, depresiones y angustias, gracias a lo cual, y en conjunto con el flujo de endorfinas y oxígeno, el cuerpo se siente muy bien, eliminando así la sensación de sentirse mal.

IV. Formas

Naturaleza de los ejercicios físicos en las Formas

Los ejercicios que se practican en el Chi Kung medicinal son muy antiguos. A lo largo de los años se fueron perfeccionando para sanar determinadas dolencias o fortalecer las partes del cuerpo que así lo requirieran. A estos ejercicios se les llama "Wai Dan" o entrenamiento externo para estimular el Chi en una ubicación del cuerpo en particular, con esfuerzo muscular continuo combinado con concentración. Por ejemplo, si una persona sostiene sus brazos en una posición por varios minutos, los hombros se calentarán debido a la mayor circulación de Chi. Cuando la postura se relaja los niveles mayores de energía fluirán hacia zonas de menor nivel. El Wai Dan es una práctica física que se ejecuta mediante la tensión y la relajación de la musculatura al mover el tronco y las extremidades. La atención se concentra en la respiración y los músculos que se tensan y relajan masajeando los órganos y estimulando la circulación de la sangre. Los ejercicios de Wai Dan han sido utilizados por varios siglos, evolucionando en diferentes formas.

Junto con los ejercicios físicos está el "Nei Dan" o entrenamiento interno, que por lo regular no se utiliza para fines medicinales. En este método el Chi es acumulado en el Dan Tian. Cuando el Chi ha sido acumulado lo suficiente el practicante utiliza su mente para guiar este Chi a través de los meridianos. El Nei Dan es una práctica en la que se emplea de modo intenso la mente. Mediante la respiración abdominal y el pensamiento se produce energía para canalizarla hasta las extremidades.

Preparativos y recomendaciones para la práctica de las formas

Antes de iniciar los ejercicios se deben calentar las diversas partes del cuerpo, comenzando con movimientos de cuello, estiramientos de los brazos, piernas, hombros y pantorrillas, giros de la cintura, flexiones de la columna, todos ellos coordinados con la respiración, que se recomienda sea abdominal.

Se sugieren los siguientes ejercicios:

1. Mover la cabeza de arriba abajo, procurando que la barbilla toque el pecho y el hueso occipital toque la espalda. Se inhala al bajar y se exhala al subir. Repetir 10 veces.
2. Mover la cabeza hacia derecha e izquierda, como diciendo "No". Se inhala de un lado y se exhala del otro. Repetir 10 veces.
3. Girar la cabeza tratando de acercar la oreja derecha al hombro para girar en sentido inverso hacia el hombro izquierdo. Repetir 10 veces.
4. Rotar la cabeza hacia la derecha en un círculo completo. Repetir 5 veces. Al terminar se rota la cabeza hacia la izquierda en círculo el mismo número de veces.
5. Estirar los brazos hacia los lados como si se estuviera abriendo una cortina o las puertas de un elevador. El movimiento debe ser lento pero con los músculos contraídos para generar mucha fuerza. Repetir 10 veces.

6. Estirar los brazos al frente, subirlos apuntando a lo alto y de allí abrirlos en semicírculo como si fueran alas hasta quedar en posición horizontal. Repetir 10 veces.

7. Estirar los brazos y tomarse de las manos. Girar a derecha e izquierda 10 veces.

8. Juntar las piernas. Las manos se colocan un poco arriba de las rodillas que se flexionan al frente hasta la distancia de los punta de los pies. Repetir 10 veces.

9. Juntar las piernas. Las manos se colocan un poco arriba de las rodillas que se flexionan un poco. Se rotan hacia la derecha 10 veces. Se repite lo mismo a la izquierda.

10. Separar las piernas más allá del ancho de los hombros. Hacer media sentadilla con la espalda completamente recta. Las manos quedan en la cintura. Repetir 10 veces.

11. Dar un amplio paso al frente con el pie derecho. Levantar el talón lo más que se pueda haciendo fuerza con los músculos posteriores de la pantorrilla. Repetir 10 veces. Al terminar, hacer lo mismo con el pie izquierdo.

12. Adelantar el pie derecho medio paso apoyándolo en la punta con el talón levantado. Girar el talón hacia la derecha 10 veces para pasar a girarlo a la izquierda otras tantas veces. Hacer lo mismo con el otro pie.

El practicante puede hacer todos estos ejercicios o cualquier otro. Sin embargo, se recomienda que no se omita el calentamiento de las piernas. Los tejidos se pueden estirar en tres niveles.

1. El primero es la piel y las envolturas musculares. El estiramiento debe ser muy suave; se recomienda realizarlo en el período de calentamiento y de enfriamiento al final de los ejercicios.

2. El nivel intermedio comprende los músculos más profundos y también los tendones, en contacto con los huesos. En este

caso se estira durante la inhalación y se relaja durante la exhalación.

3. El nivel profundo trabaja en la capa que envuelve los huesos y las articulaciones. Para ello se añaden torsiones a la dinámica de tensión y relajación del nivel anterior.

El estiramiento de la columna vertebral se realiza en todos los ejercicios. Cuando se inhala, la musculatura del cuello debe relajarse totalmente. La pelvis realiza un ligero movimiento hacia adentro para hacer que el cóxis avance y se reduzca la curvatura lumbar. Con esto se alinea y estira toda la columna, las vértebras se separan y los discos intervertebrales se esponjan. Al exhalar se relaja la columna y la pelvis realiza el recorrido inverso.

Conviene crear suaves resistencias durante los diferentes movimientos para generar una sensación de energía. Además permite situar de forma correcta la postura y realizar los estiramientos sin utilizar apenas la fuerza muscular. Por ejemplo, si se tienen que levantar los talones se puede crear una suave resistencia, como si estuviesen pegados al suelo al momento de elevarlos. Al bajar se creará una fuerza opuesta en los talones, como si hubiera una pequeña pelota de goma debajo de ellos.

Importancia de la respiración en el Chi Kung

Ya se revisó en páginas anteriores la regulación de la respiración. Se recalca que regular la respiración significa controlar el aliento. Este proceso consiste en librarse del aire gastado y tomar el nuevo y fresco.

Las células de la corteza cerebral dejarán de funcionar si no le llega oxígeno, aunque sea durante un breve momento.

Por consiguiente, la salud se ve profundamente mejorada si se respira correctamente y se equilibra la cantidad de oxígeno fresco que se inhala y el dióxido de carbono que se exhala.

Las formas medicinales y de acondicionamiento

Se presentan en este libro las formas terapéuticas que se consideraron importantes y aquellas que sirven de acondicionamiento físico. Estas formas son las aceptadas por la Chinese Health Qigong Association (con sede en Beijing, China) y la World Qigong Federation (con sede en San Francisco, California, EU).

Formas terapéuticas de tipo dinámico

» Ocho joyas del brocado (Ba Duan Jin).
» Ocho joyas del brocado estilo Wu Dang (Wudang Ba Duan Jin).
» Los cinco animales (Wu Chin Xi).
» Los seis sonidos (Liu Zi Jue).
» Trabajo de los dedos (Shouzhi Kung Zuo).

Formas terapéuticas de tipo estático (Zhan Zhiang Kung)

» Permanecer quieto como un árbol (Ma Bu).
» El gallo dorado (Jin Ji Du Li).

Formas de acondicionamiento dinámico

» Fortalecimiento de los músculos y tendones (Yì Jīn Ying).

Formas de acondicionamiento estático

» La camisa de hierro (Tie Shan).

Las formas de acondicionamiento son vistas por muchos como formas terapéuticas porque, se afirma, mejoran la condición física y previenen enfermedades. Sin embargo, en la práctica terapéutica será difícil prescribir un ejercicio de estas formas para sanar alguna dolencia.

Forma Ocho joyas del brocado (Ba Duan Jin)

Se trata de una de las formas terapéuticas más conocidas de Chi Kung. Consta de dos series que suelen practicarse por separado, ocho ejercicios que se realizan sentados y ocho que se practican de pie. Por ser del tipo Wai Dan, su práctica estimula el Chi en las extremidades y facilita su circulación hasta los órganos internos para nutrirlos. Estos ejercicios contienen entonces los recursos suficientes para regular la energía en los meridianos por donde fluye el Chi.

Las Ocho joyas del brocado se atribuyen al general Yue Fei, experto en artes marciales. Se dice que las creó como parte de su plan de entrenamiento en artes marciales para sus soldados. En un principio, parece ser, la serie se componía de doce ejercicios que en épocas posteriores pasaron a los ocho que han llegado hasta nuestros días y de los que existen diferentes versiones, tanto de su ejecución sentados como de pie.

Los estiramientos en las Ocho joyas del brocado

Lo recomendable es empezar a practicar los ejercicios de manera suave para, según pasen los días o semanas, aumentar la intensidad cuidando de no perder la postura y evitar lastimarse. Durante los ejercicios es importante permanecer atentos a las sensaciones que el cuerpo transmite mientras se regula la postura y la respiración.

El objetivo de los ejercicios es estirar partes del cuerpo de forma suave, gradual y continua hasta llegar cerca del límite procurando no rebasarlo, para luego aflojar la tensión y dejar que los tejidos se relajen y se recuperen. Con los estiramientos se produce un flujo de energía vital que inunda las zonas donde falta el Chi. En el caso de la columna vertebral, que se trabaja en todas las posturas, aumenta la circulación de sangre y del líquido cefalorraquídeo que alimenta el cerebro y el sistema nervioso.

A continuación se presentan los ejercicios ilustrados con las fotos y explicaciones correspondientes.

1. Sostener el cielo con las dos manos.

Se comienza con los pies juntos (Foto 1). Se flexionan las rodillas, las dos manos ascienden por delante del cuerpo, cruzándose a la altura de la cara (Foto 2); suben por encima de la cabeza, estirando todo el cuerpo (Foto 3) con las palmas hacia arriba; mientras se inhala, los talones se levantan lo más que se pueda (Foto 4). La vista sigue a las manos y cuando llegan a lo alto se mira al frente. Se mantiene la respiración 4 segundos y después los brazos bajan por los lados, mientras se exhala y se flexionan las rodillas (Foto 5). Cuando las manos pasan debajo de la cintura se recogen y suben hasta el pecho (Foto 6), mientras se enderezan las rodillas y se inhala; giran y empujan hacia abajo al tiempo que se flexionan de nuevo las rodillas (Foto 7) y se exhala. Lo mejor es pararse sobre las puntas de los pies cuando se estiran los brazos y mantener el equilibrio mientras las manos están en lo alto y bajar los talones cuando las manos descienden (Foto 4).

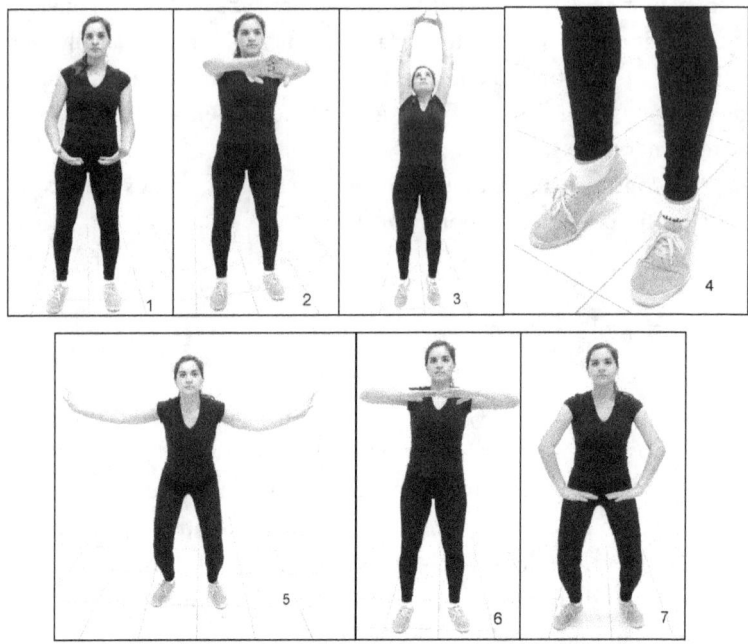

Este ejercicio armoniza la energía del Triple Calentador repartiendo el Chi por todo el cuerpo y regulando la temperatura. Ayuda a centrarse, calmarse y serenarse. Es de gran ayuda para reducir deformaciones de la columna como lordosis (curvatura de la parte inferior o lumbar), cifosis (curvatura en la parte superior o dorsal) y escoliosis (torcedura hacia los lados de la columna). Es de gran utilidad si se padecen dolores de espalda por contracturas en la zona dorsal y lumbar o se tiene un exceso de sensibilidad al frío.

2. Tensar el arco

Para este ejercicio los pies se separan 2 o 3 veces la anchura de las caderas, dependiendo de la flexibilidad personal, y las rodillas se flexionan en una postura que se denomina "caballo", cuidando de mantener una posición simétrica, sin inclinarse a ningún lado. La espalda debe estar completamente recta; el cuerpo gira hacia un lado y los brazos hacen un movimiento como de apuntar un arco y una flecha mientras se inhala (Foto 9). Se debe evitar inclinar la espalda al frente al tomar la postura de caballo (Foto 10), sino que se debe estar recto, con la pelvis ligeramente inclinada hacia arriba (Foto 11). Los dedos índice y pulgar del brazo que queda extendido se estiran en un ángulo recto (Foto 13), con lo cual se activan los meridianos de pulmón e intestino grueso. El otro brazo tira con el codo hacia atrás abriendo el tórax, quedando en línea con el brazo extendido. Se mantiene la respiración y la postura durante 4 segundos y se vuelve a la posición central exhalando, para repetir al otro lado. La figura 12 muestra una postura incorrecta porque el brazo que jala no está en línea recta, la mano del brazo extendido está empuñada y la cabeza está inclinada hacia arriba.

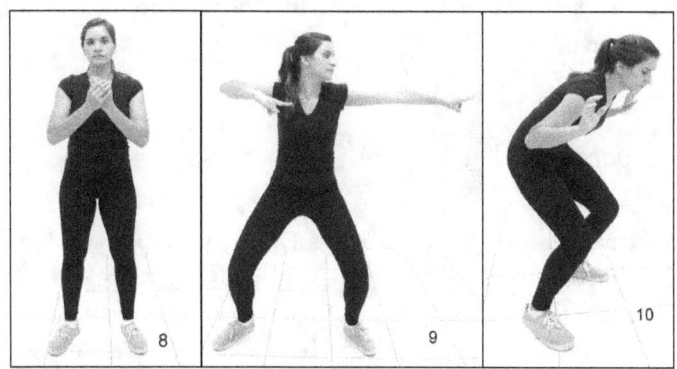

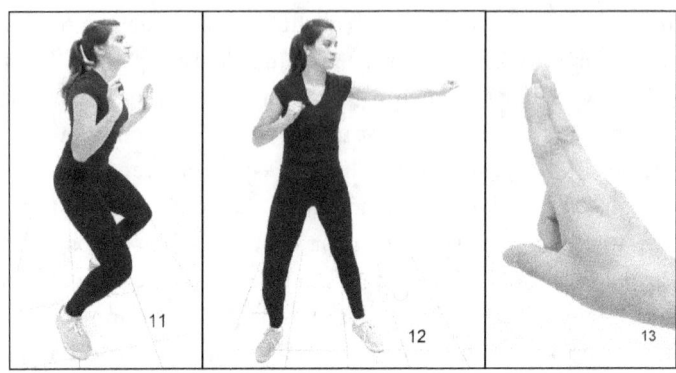

Este ejercicio equilibra la energía de los pulmones y del intestino grueso, así como el funcionamiento del corazón y del intestino delgado. El movimiento horizontal de extensión y relajación abre y cierra la caja torácica masajeando suavemente los pulmones. Con este ejercicio se combate la depresión, la tristeza y la melancolía. La persona siente mayor alegría y tiene más ganas de vivir. Mejora la coordinación y trabaja la lateralidad.

3. Separar el cielo y la tierra

Se comienza con las rodillas flexionadas. Desde abajo la palma de la mano derecha sube hacia el cielo (Foto 14), mientras la otra baja a la tierra y todo el cuerpo se estira (Foto 15). Se inhala cuando sube la mano y se exhala cuando baja. Después la mano baja, mientras la otra sube. Mientras baja se flexionan las rodillas y al cruzarse en el medio del tronco, se vuelve a estirar.

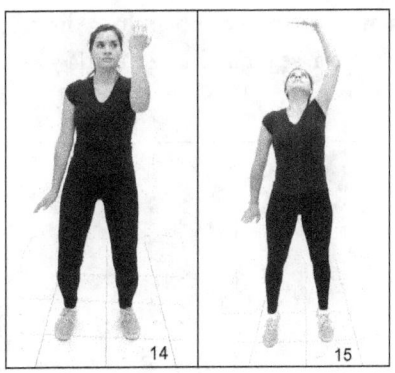

Este ejercicio armoniza la energía del bazo, páncreas y estómago. Cuando se estira una mano hacia arriba y la otra hacia abajo se activa el tejido conjuntivo hacia las diagonales, luego se relaja, lo que proporciona un suave masaje sobre los órganos que están situados en el centro del cuerpo. Ayuda a cultivar la compasión y la empatía, desarrolla la tolerancia.

4. Mirar atrás para evitar consumirse

Se comienza elevando los codos hasta que las manos llegan a la altura del cuello mientras se inhala (Foto 16). Se abren los brazos y se bajan extendidos hasta la altura de la cintura al tiempo que se exhala (Foto 17). Se giran los brazos hacia la derecha y la cabeza también intentando llegar lo más atrás posible, incluso continuando el movimiento con los ojos. En este giro se inhala y cuando se va al lado izquierdo se exhala. Es importante que los brazos estén en línea recta en un ángulo de 180°, tomando como referencia el brazo que va hacia atrás. Debe evitarse que el otro brazo quede en un ángulo menor y que la cabeza no gire; las piernas deben mantenerse juntas y no abiertas como en la Foto 18. Las manos pueden estar ligeramente entreabiertas por delante del cuerpo, con los brazos relajados en un movimiento similar a limpiar una mesa con un

69

paño. El movimiento se repite cambiando la dirección del giro. Si se comenzó por la derecha, se girará a la izquierda y así sucesivamente.

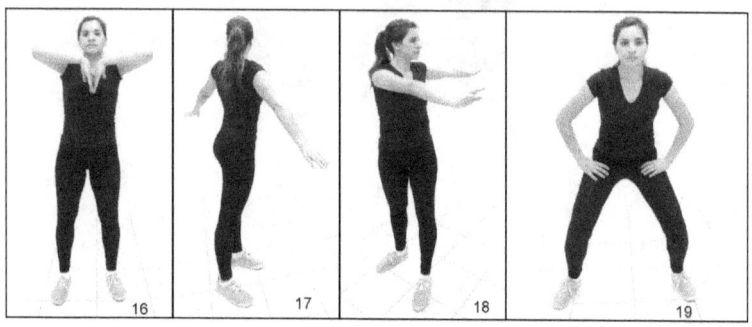

La torsión del cuello masajea y estimula la zona cervical y el bulbo raquídeo, donde se halla el centro del control del sistema neurovegetativo simpático y parasimpático, por lo que este ejercicio ayuda a estabilizar el sistema nervioso central (SNC). Este ejercicio es calmante, serena y apacigua el carácter. Indicado para combatir el nerviosismo y estados de alteración mental.

5. Mover la cabeza y girar el cuerpo

Las piernas se abren como en la posición de caballo (Foto 19). Las rodillas se flexionan un poco y las manos se apoyan en ellas (Foto 20). El cuerpo hace un semicírculo hacia adelante desde la cintura (Foto 21) y al final del semicírculo gira el cuello (Fotos 22 y 23) y se hace un pequeño estiramiento de espalda y pecho.

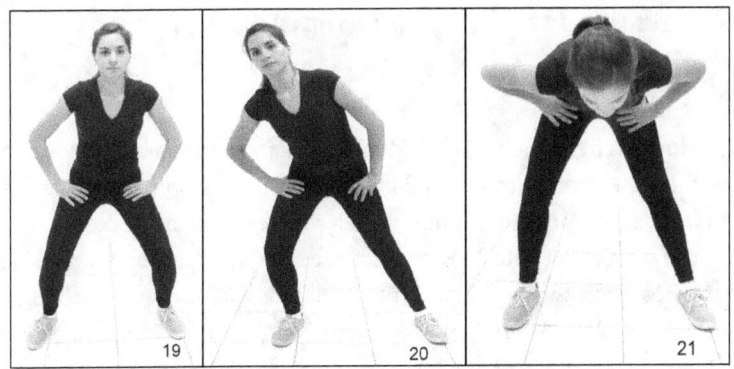

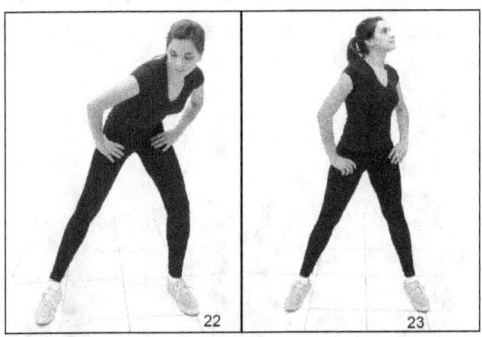

Este ejercicio sirve para eliminar el fuego del corazón: calma y tranquiliza, alivia el estrés, la ansiedad y la angustia; estabiliza los cambios de humor, equilibrando especialmente la energía en el corazón y el intestino delgado.

6. Masajear la espalda y las piernas y tocarse la punta de los pies

Con los pies ligeramente separados se inhala y se suben las manos con las palmas enfrentadas (Foto 24). Se sostiene la respiración y se bajan las manos poniéndolas horizontales frente al pecho (Foto 25). Se pasan a la espalda (Foto 26) y mientras se exhala se bajan masajeando la parte posterior de la espalda, cintura y piernas hasta llegar a los tobillos (Fotos 27 y 29). Allí se giran las manos, con las palmas hacia abajo y extendiéndolas (Foto 28) hacia adelante de los pies; se levantan mientras se inhala, hasta llegar a la posición de los brazos extendidos (Foto 31). Las manos deben pasar por detrás de la espalda y piernas y no por los lados (Foto 30).

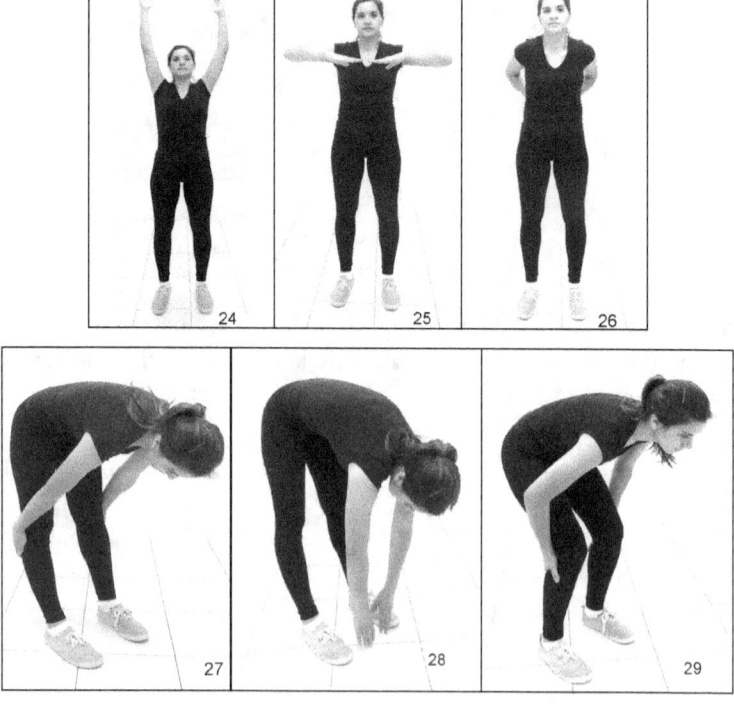

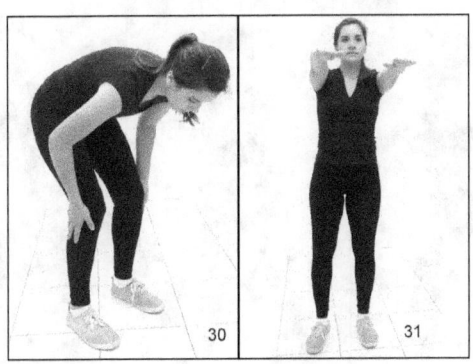

Este ejercicio fortalece el Chi del riñón y la vejiga. Fortalece la voluntad, disuelve miedos y fobias y desarrolla seguridad y confianza en las propias capacidades.

7. Apretar los puños y moverlos circularmente

Se coloca en posición de caballo (Foto 32) con las manos empuñadas a la altura de la cintura. Se inhala mientras se estira lentamente —pero con fuerza— la mano derecha y antes de llegar a la plena extensión del brazo se abre (Foto 33). La mano se gira primeramente hacia adentro, luego se da un giro total hacia afuera (Foto 34) ayudada por el codo y al terminar se empuña y se regresa a la cintura mientras se exhala. Se repite con la otra mano.

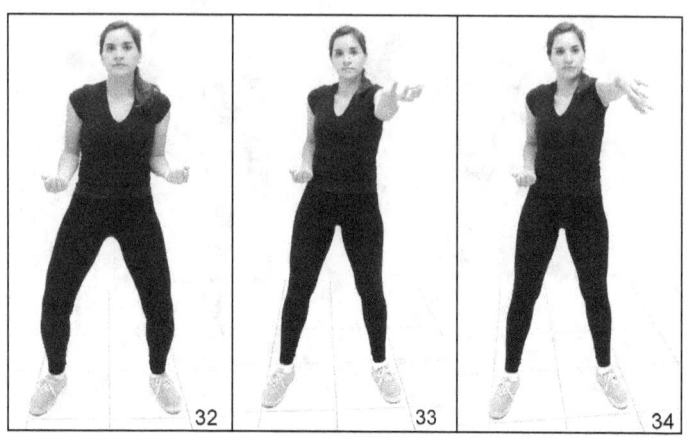

Este ejercicio equilibra el Chi del hígado y la vesícula biliar, tonifica la vista y con la activación y relajación de los tendones y de la visión se estabiliza la energía eliminando excesos y bloqueos del hígado. Por ello calma el nerviosismo y atenúa la ira, la rabia y la frustración.

8. Levantar y bajar los talones

Con las manos cruzadas en la espalda (Foto 35), se levantan los talones lo más que se pueda mientras se inhala (Foto 36). Se mantiene la posición por lo menos 4 segundos y se dejan caer con fuerza mientras se exhala.

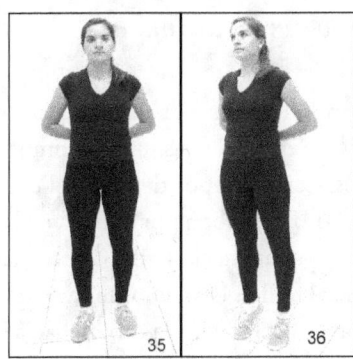

Este ejercicio equilibra la energía de todos los órganos, pues con el rebote de los talones se transmite el Chi a todos los órganos internos, reajustando el nivel general de energía de todos ellos. Es una forma de recoger los beneficios de los anteriores ejercicios.

Forma Ocho joyas del brocado escuela Wudang (Wu Dang Ba Duan Yin)

Esta forma es una de las más conocidas entre los practicantes de la llamada escuela de los Montes Wu Dang. Se cree que en estos montes se originaron algunos estilos de artes marciales relacionados con el taoísmo, entre los cuales se pueden mencionar el Wudang Quan y otros relacionados como el Pa Kua Chuan, el Ba Ji Quan y el Tai Chi Chuan. La leyenda también atribuye a la región de los Montes de Wudang el origen de muchas técnicas de medicina china y los estilos internos del Chi Kung marcial. La forma exige torsiones del torso y movimientos ejecutados con lentitud pero con mucha fuerza, una forma de tensión muscular dinámica que genera masa muscular y, paradójicamente, gran agilidad y velocidad en la vida práctica.

A continuación se presentan los ejercicios ilustrados con las fotos y explicaciones correspondientes.

1. Sostener el cielo con las dos manos

Se comienza separando los pies a la altura de los hombros de forma que queden paralelos. Se colocan las manos como sosteniendo el Chi (Foto 1) Las manos ascienden por delante del cuerpo, cruzándose a la altura de la cara (Foto 2); suben por encima de la cabeza, estirando todo el cuerpo con las palmas hacia arriba (Foto 3), mientras se inhala. La vista se mantiene al frente. Una vez que se estiraron al máximo los brazos, se gira lentamente el torso y la cabeza hacia la izquierda lo más que se pueda, manteniendo los pies firmes y paralelos (Foto 4). Se mantiene la respiración 4 segundos tras lo cual se exhala para inhalar profundamente mientras se gira lentamente el torso y la cabeza a la derecha.

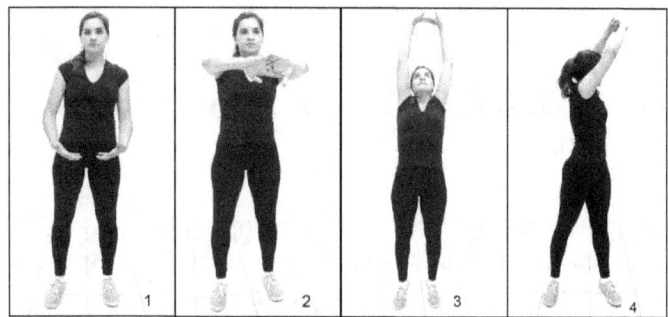

Hay dos formas de practicar esta serie. La primera es repetir tres veces la secuencia y la segunda realizarla sólo una vez. Al terminar se cruzan las manos sobre el Dan Tian.

Este ejercicio activa prácticamente todos los meridianos con lo cual el Chi se reparte por todo el cuerpo. Es de gran ayuda para reducir las contracturas en cuello, espalda y cintura. También es útil para reducir las deformaciones de la columna como la lordosis (curvatura de la parte inferior o lumbar), cifosis, (curvatura en la parte superior o dorsal) y escoliosis (torcedura hacia los lados de la columna).

2. Tensar el arco

Hay dos formas de practicar esta serie. En la clásica —y más difícil—, primeramente se levantan los brazos para colocarlos en posición horizontal con las palmas hacia arriba. A continuación se levanta la pierna izquierda hasta la altura de la cintura (Foto 5) y se gira 90° manteniendo la pierna recta (Foto 6). Al terminar el giro se dobla la pierna lo más que se pueda, pegándola al torso y lentamente se baja hasta el suelo. Allí se gira todo el cuerpo para adoptar la posición de caballo (Foto 7). Como esta manera puede resultar muy difícil para las personas mayores o principiantes, existe otra donde primeramente se levantan los brazos para colocarlos en posición horizontal con las palmas hacia arriba; a continuación se levanta la pierna izquierda doblándola al frente y desde allí se extiende a un lado para quedar en posición de caballo cuidando de mantener una posición simétrica, sin inclinarse a ningún lado (Foto 7A). La espalda debe estar completamente recta.

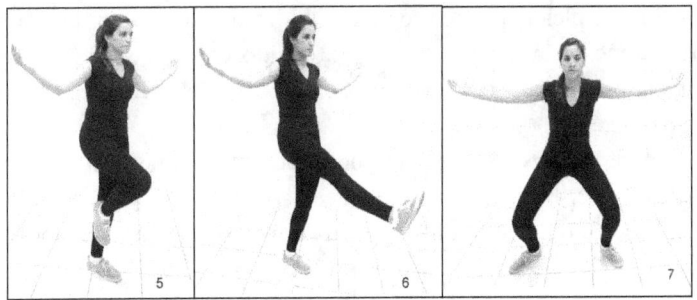

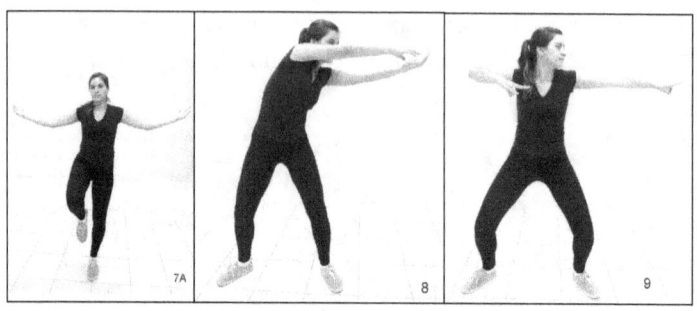

Como en la posición de caballo se tienen aún los brazos extendidos, el cuerpo gira hacia la izquierda, la mano derecha se junta con la izquierda mientras el torso se inclina (Foto 8). Una vez juntas las manos, se inhala y la derecha jala una cuerda imaginaria colocándose a la altura del hombro para quedar como si se apuntara con un arco. Al tomar la postura de caballo la espalda debe estar recta con la pelvis ligeramente inclinada hacia arriba. El brazo tira de la cuerda imaginaria debe producir un ensanchamiento del tórax, quedando en línea recta con el brazo extendido (Foto 9). Se mantiene la respiración y la postura durante 4 segundos y se vuelve a la posición central exhalando, para repetir al otro lado, levantando la pierna como se hizo inicialmente. Sólo se realiza una vez.

Una variante del ejercicio consiste en que cuando se está en la posición de plena apertura torácica con los dos brazos en tensión se gira el torso hacia el lado del brazo extendido, creando una mayor tensión en todo el tronco, columna y hombros con excelentes resultados terapéuticos.

Al terminar se recoge la pierna derecha para ponerse en posición vertical y se cruzan las manos sobre el Dan Tian.

Este ejercicio está indicado para devolver la energía de los pulmones y del intestino grueso, así como mejorar el funcionamiento del corazón y del intestino delgado. El movimiento horizontal de extensión y relajación de los brazos abre y cierra la caja torácica masajeando suavemente los pulmones. Este ejercicio combate la depresión, la

78

tristeza y la melancolía. La persona se siente alegre con más ganas de vivir. Si se realiza la variante del giro, se aumenta notablemente la capacidad pulmonar y las vértebras lumbares se acomodan, si estuvieran desalineadas.

3. Separar el cielo y la tierra

Se comienza con las piernas rectas y los pies separados a la altura de los hombros. Los brazos se colocan en posición horizontal con el mismo movimiento de la serie 1 (Foto 10). En esa posición la palma de la mano izquierda sube hacia el cielo mientras la otra baja a la tierra (Foto 11). Al hacer esto el cuerpo gira lo más posible hacia la mano que está en lo alto, cuidando de girar el cuello (Foto 12). Se inhala cuando sube la mano. De esta posición la mano baja, mientras la otra sube, exhalando al mismo tiempo, para inhalar en cuanto la mano llegue a lo alto. Este ejercicio se puede repetir tres veces. En cada repetición se comienza con los brazos en posición horizontal, tal como se tenía al iniciar. Al terminar se cruzan las manos sobre el Dan Tian.

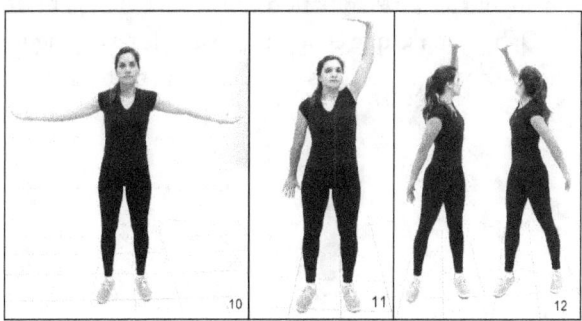

Este ejercicio armoniza la energía de bazo, páncreas y estómago. Cuando se estira una mano hacia arriba y la otra hacia abajo se activa el tejido conjuntivo para masajear los órganos que están situados en el centro del cuerpo. Ayuda a cultivar la compasión, la empatía y desarrolla la tolerancia. Al girar el cuerpo se activan los meridianos que pasan por el tronco, como los de la vejiga, estómago y riñón, lo que mejora la eliminación de toxinas.

4. Mirar atrás para evitar consumirse

Se comienza elevando los brazos como en las posturas anteriores. Se bajan extendidos hasta la altura de la cintura con las palmas de las manos hacia abajo, al tiempo que se exhala (Foto 13). Se gira todo el tronco y cabeza hacia la izquierda intentando llegar lo más atrás posible, incluso continuando el movimiento con los ojos (Foto 14). En este giro se inhala y se mantiene la respiración 4 segundos. Se regresa al centro exhalando. En este punto se giran las manos para poner las palmas hacia arriba (Foto 15). Se inhala y se gira al lado contrario hasta donde se pueda. Se mantiene la respiración 4 segundos y se regresa al centro mientras se exhala. Es importante que los brazos estén en línea recta en un ángulo de 180°, tomando como referencia el brazo que va hacia atrás. Debe evitarse que el otro brazo quede en un ángulo menor y cuidar que la cabeza no gire; los pies deben mantenerse paralelos.

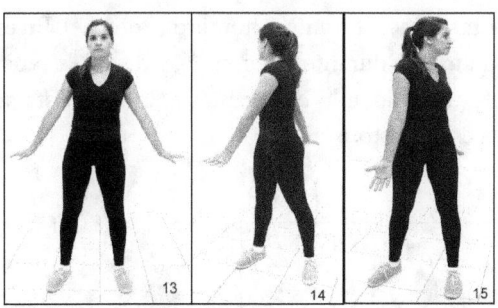

Se regresa a la posición inicial y se bajan los brazos para colocarlos a poca distancia del cuerpo. Se inhala y se gira hacia la izquierda con las palmas de las manos apuntando al cuerpo. Se mantiene la respiración 4 segundos y se regresa al centro mientras se exhala. Se repite el movimiento hacia la derecha pero ahora con las palmas de las manos hacia afuera. Toda la serie se puede realizar una o tres veces al gusto. Al terminar se cruzan las manos sobre el Dan Tian.

La torsión del tronco da masaje a los riñones, hígado, páncreas y bazo. Al girar el cuello se estimula la zona cervical y el bulbo raquídeo, donde se halla el centro del control del sistema neurovegetativo simpático y parasimpático, por lo que este ejercicio ayuda a estabilizar el Sistema Nervioso Central (SNC). Este ejercicio es calmante, serena y apacigua las pasiones. Está indicado para combatir el nerviosismo y los estados de alteración mental.

5. Mover la cabeza y girar el cuerpo

Se utiliza la forma de separar las piernas de la serie 2. Tensar el arco, para quedar en la posición de caballo. Las rodillas se flexionan un poco y las manos se apoyan en ellas. El cuerpo hace un semicírculo hacia adelante desde la cintura mientras se inhala (Foto 16) y al final del semicírculo gira el cuello lo más que se pueda para que la barbilla quede aproximadamente frente al hombro (Foto 17). En esta posición se exhala lentamente durante 4 segundos y de allí se repite el giro en sentido contrario, cuidando de levantar la cabeza. Esta serie se hace una o tres veces, al gusto.

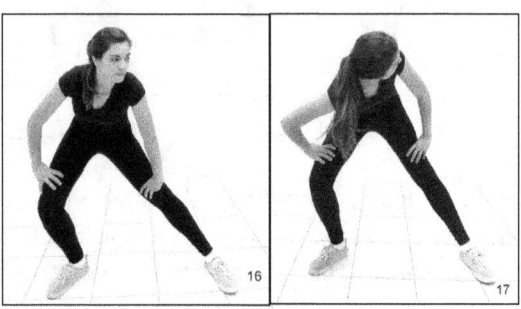

Al terminar se recoge la pierna izquierda para quedar en posición vertical y se cruzan las manos sobre el Dan Tian.

Al inclinar el torso se activan los meridianos que pasan por esa zona, especialmente los del hígado, riñones, vejiga y bazo. La posición de los brazos activa los meridianos de los pulmones y el corazón y el giro del cuerpo actúa sobre los meridianos de la vesícula biliar y los vasos gobernador y de la concepción. Con toda esta estimulación el ejercicio calma y tranquiliza, reduce el estrés, la ansiedad y la angustia; estabiliza los cambios de humor, equilibrando especialmente la energía en el corazón y el intestino delgado.

6. Masajear la espalda y las piernas y tocarse la punta de los pies

Los brazos se ponen en la posición horizontal de inicio. Las manos se pasan a la espalda (Foto 18) y mientras se exhala se bajan masajeando la parte posterior de la espalda, cintura y piernas hasta llegar a los tobillos (Foto 19). De allí las manos pasan al frente para masajear las piernas hasta llegar a la ingle, donde los brazos se levantan para ponerse en posición horizontal. Las manos, cuando bajan, deben pasar por detrás de la espalda y piernas y no por los lados, y al subir deben estar totalmente al frente (Foto 20). El ejercicio se puede hacer una o tres veces. Al terminar, en vez de subir los brazos a la posición horizontal, se cruzan las manos sobre el Dan Tian.

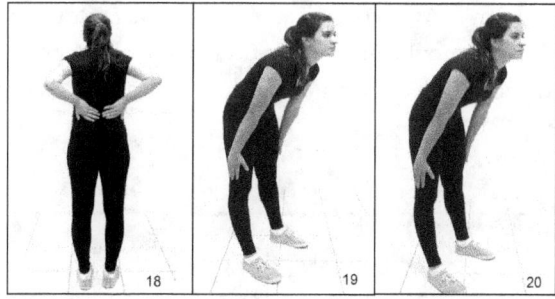

Este ejercicio fortalece el Chi del riñón y la vejiga. Fortalece la voluntad, disuelve miedos y fobias y desarrolla seguridad y confianza en las propias capacidades.

7. Apretar los puños y golpear con fuerza

Se utiliza la forma de separar las piernas de la serie 2. Tensar el arco, para quedar en la posición de caballo. Las manos se empuñan a la altura de la cintura. Se inhala al estirar lentamente —pero con fuerza— la mano izquierda y a la mitad de lo que sería la extensión total se lanza el puño con fuerza hacia adelante, en la posición de carnero mientras se exhala (Foto 21). Para empuñar se comienza con la mano abierta, de allí se doblan las falanges de los dedos (Foto 22) y finalmente se coloca el pulgar sobre los dedos doblados. Se recoge lentamente la mano hasta la cintura. Se repite lo mismo con la otra mano. Al terminar se recoge la pierna izquierda para quedar en posición y se repite la la forma de separar las piernas de la serie Tensar el arco, ahora con la pierna derecha para quedar en la posición de caballo con las manos empuñadas en la cintura. Se inhala; se da, con la mano izquierda, un puñetazo con fuerza acompañado de una sonara exhalación por la nariz. Se repite el movimiento con la otra mano. Al terminar se recoge la pierna derecha para quedar en posición vertical y se cruzan las manos sobre el Dan Tian.

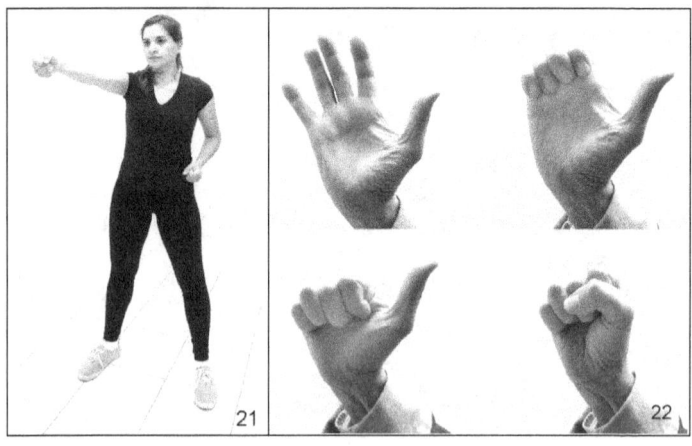

Este ejercicio equilibra el Chi del hígado y la vesícula biliar, tonifica la vista, y con la activación y relajación de los tendones y de la visión se estabiliza la energía eliminando excesos y bloqueos del hígado. Por ello calma el nerviosismo y atenúa la ira, la rabia y la frustración.

8. Jalar los tobillos

Del final de la serie anterior, se bajan las manos del Dan Tian hasta los tobillos apretándolos con fuerza. Las piernas no deben flexionarse o por lo menos deben tener una mínima flexión (Foto 23). En esta posición se jala con las manos hacia arriba y abajo con fuerza, como queriendo estirar la planta del pie y los dedos (Foto 24). Se repite este jalón de 9 a 12 veces inhalando al jalar y exhalando al soltar.

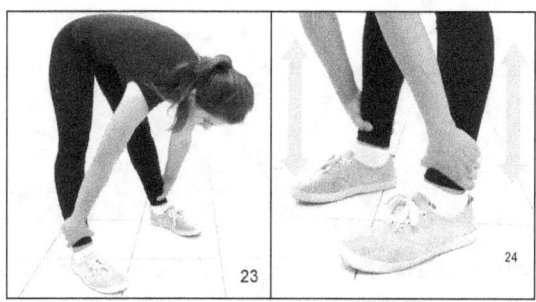

Este ejercicio genera una gran cantidad de energía, pues activa los meridianos que llegan a los pies, transmitiendo el Chi por todo el cuerpo con un efecto de equilibrio general en la energía de los órganos internos. Se trata de una forma de reunir todos los beneficios de los anteriores ejercicios.

Forma Los cinco animales (Wu Chin Xi)

Se dice que la forma de los cinco animales fue creada por el médico Hua Tuo en 208 a. C. Existe una gran cantidad de versiones de cómo realizar los movimientos. La escuela del monte Wu Dan, por ejemplo, exige una gran flexibilidad y equilibrio. Los ejercicios de los cinco animales combinan la mente y la respiración. En estos ejercicios es necesaria una integración total y completa de mente, espíritu, cuerpo, respiración y movimiento. Los movimientos han de ser ágiles, espontáneos y flexibles. Hay que respirar de modo profundo y rítmico de acuerdo con los movimientos y actuar con el espíritu del animal cuyo movimiento se realiza.

Estos ejercicios se pueden realizar avanzando hacia el frente —lo más recomendable— o en un solo lugar, en caso de que no se tenga suficiente espacio. Si se avanza, se dan dos pasos con cada pie en todos los ejercicios.

A continuación se presentan los ejercicios ilustrados con las fotos y explicaciones correspondientes.

1. Ejercicio del oso

Este ejercicio mejora la digestión, la movilidad de las articulaciones de la rodilla y el buen funcionamiento del bazo y estómago.

Se inhala al levantar la mano derecha, que toma la forma de una garra (Foto 2). Se gira levemente el tronco a la derecha y se levanta la pierna izquierda (Foto 2) para dejarla caer exhalando con fuerza (Foto 3). La mano izquierda gira con el dorso hacia la izquierda (Foto 4) y todo el tronco se inclina hacia adelante. De esta postura se gira hacia la izquierda. Se levanta la mano izquierda (Foto 5) en forma de garra junto con la pierna derecha que se deja caer (Foto 6). Se repite toda la secuencia dos veces.

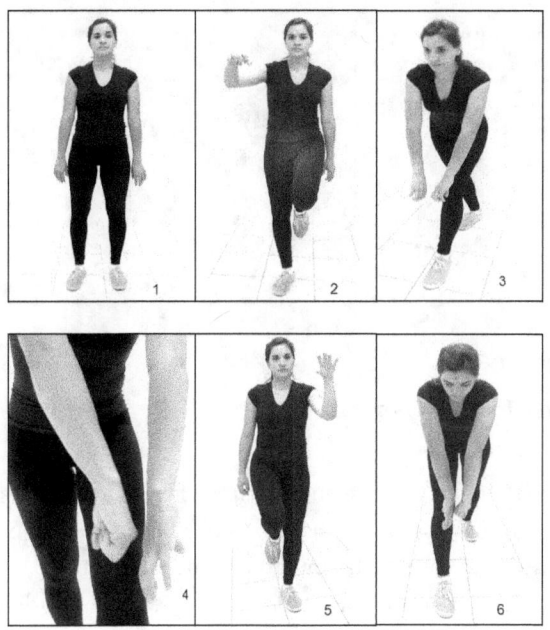

2. Ejercicio del tigre

Este ejercicio fortalece los tendones y los ligamentos de las articulaciones y desarrolla su movilidad.

Se inicia flexionando las rodillas. Se inhala y se da un breve paso lateral con el pie izquierdo (Foto 7) y luego con el derecho, siempre en posición flexionada (Foto 8). Los brazos se doblan de forma que los antebrazos queden a la altura de la cintura. Se adelanta el pie izquierdo colocándolo de punta en la posición llamada "gato" y se gira a la derecha dando un zarpazo mientras se exhala (Foto 9). Se adelanta ahora el pie derecho ligeramente a la derecha y el izquierdo se reúne con él. El pie derecho toma la posición de gato y se da el zarpazo hacia la izquierda. Se repite dos veces toda la secuencia manteniendo la posición flexionada.

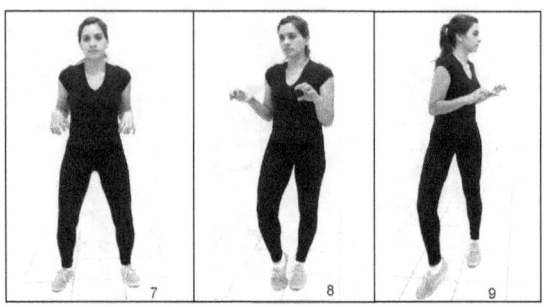

3. Ejercicio del mono

El objetivo es lograr la relajación, soltura y flexibilidad de los brazos y de las piernas; los hombros y los brazos deben estar relajados.

Se flexionan las rodillas mientras se inhala (Foto 10) y se da un leve salto hacia la izquierda quedando el pie izquierdo ligeramente adelantado. Al mismo tiempo se levanta la mano izquierda como si se agarrara de la rama de un árbol, mientras la derecha se coloca en la región lumbar (Foto 11). Se repite el salto pero ahora a la derecha. La mano izquierda va a la zona lumbar y la derecha se levanta como en el salto anterior (Foto 12). Se repite dos veces toda la secuencia manteniendo la posición flexionada.

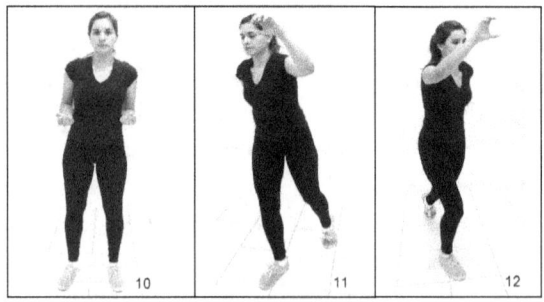

4. Ejercicio del ciervo

El propósito de este ejercicio es incrementar el movimiento de la cintura y de la región de las vértebras lumbares para fortalecerlas, al igual que las piernas y los riñones, mejorando la circulación en la cavidad pélvica.

Las piernas se separan más allá de la anchura de los hombros y se flexionan (Foto 13). Se adelanta ligeramente la pierna derecha manteniendo la posición de caballo. Las manos se juntan a la altura del pecho. De allí, la mano izquierda se coloca un poco más alto que la derecha (Foto 14) y todo el tronco se gira hacia la izquierda (Foto 15) dando una vuelta completa hasta llegar a la posición inicial (Foto 16). Se repite tres veces. Al terminar se adelanta ligeramente la pierna izquierda manteniendo la posición abierta y flexionada. Las manos se juntan a la altura del pecho. De allí, la mano derecha se coloca un poco más alto que la izquierda y todo el tronco se gira hacia la derecha dando una vuelta completa hasta llegar a la posición inicial. Se repite tres veces.

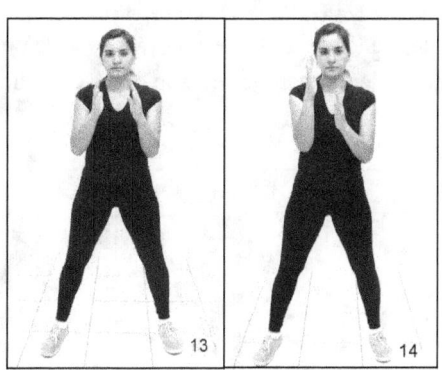

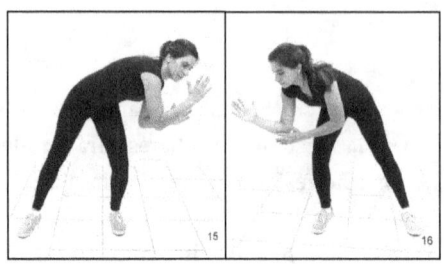

5. Ejercicio de la grulla

Al practicar este ejercicio se activa la circulación de la sangre, fortalece el corazón, los pulmones, riñones y la zona baja de la cintura.

Se comienza de pie con los pies ligeramente separados. Se levantan los brazos a la altura de los hombros (Foto 17), flexionándolos ligeramente como si fueran alas. Se adelanta el pie izquierdo poniendo la punta primero y luego el talón. Se adelanta el otro pie y en ese momento todo el cuerpo se agacha como si fuera a recoger algo del suelo (Foto 18), bajando los brazos y juntando las manos para simular que se levanta un cuenco (Foto 19). De allí se vuelve a la posición vertical y se repite el movimiento, pero ahora con el pie derecho.

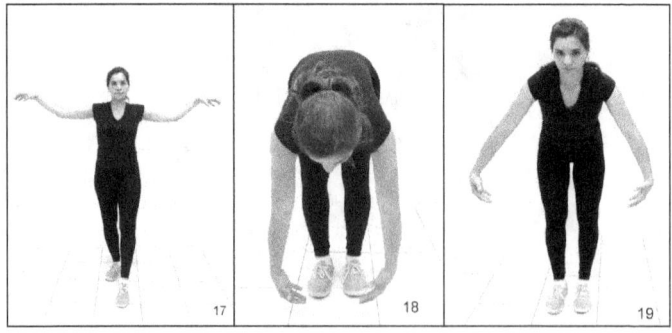

Forma Los seis sonidos curativos (Liu Zi Jue)

Esta forma produce un efecto estimulante en los órganos. Cada sonido hace vibrar un órgano específico y los movimientos suaves de cada postura guían el camino del Chi, ejerciendo presión para sacar las obstrucciones del cuerpo.

Se presentan los ejercicios en posición sentada, con la espalda derecha y el dorso de las manos sobre las piernas por ser más cómoda que una versión que se realiza de pie.

Los beneficios en general son: una mejor digestión, reducción de tensiones, alivio de insomnio y de dolores de cabeza. Da mayor vitalidad, ya que aumenta el flujo de Chi por los diferentes órganos.

Lo mejor es comenzar con una repetición de cada ejercicio y no tratar de realizarlos todos en una sola sesión, porque al principiante le puede resultar muy fatigoso y el efecto puede ser contraproducente.

1. El sonido de los pulmones

Se inicia con las manos sobre las piernas (Foto 1), con las palmas hacia arriba. Se da un suave masaje a los pulmones (Foto 2) pensando en ellos con cariño, tras lo cual se inhala profundamente mientras se levantan los brazos sobre la cabeza. Las palmas de las manos se giran hacia arriba (Foto 3), empujando hacia lo alto. Los dedos deben apuntar hacia los de la otra mano.

El sonido se produce cerrando las mandíbulas de modo que los dientes se toquen suavemente y separando ligeramente los labios. Se inhala mirando a lo alto mientras se empuja con las palmas hacia arriba. Se exhala con lentitud a través de los dientes produciendo el sonido SSSSSSSS (la lengua detrás de los dientes de la mandíbula inferior).

Las primeras veces se recomienda producir el sonido en voz alta, pero gradualmente conviene practicarlo vocalizándolo tan bajo, que solo el practicante pueda oírlo. Es recomendable imaginar que son expulsados el calor del Chi turbio, la tristeza, el pesar, la depresión y el dolor a medida que las membranas que envuelven los pulmones se comprimen.

Se debe exhalar suave y completamente y al terminar las palmas se giran lentamente haciéndolas descender para colocarlas de nuevo sobre las piernas palmas arriba. Tras esto se debe descansar, porque durante este período podrá comunicarse con el sistema interior cerrando los ojos y prestando atención a sus pulmones. La respiración se vuelve normal. Se visualizan los pulmones, que adquieren un color blanco brillante. Esto los fortalecerá y atraerá el Chi afín a ellos.

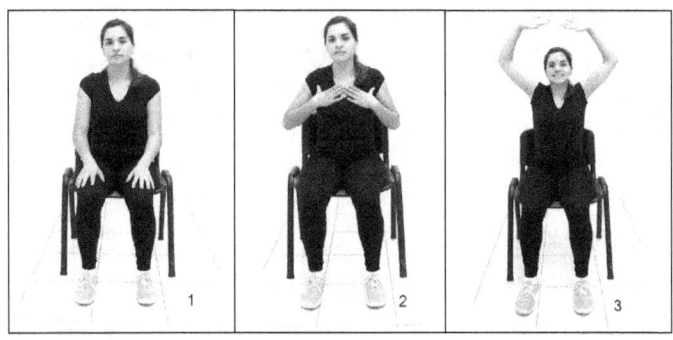

Con cada inhalación hay que concentrarse en sentir el intercambio de energía fresca y renovada reemplazando la energía excesivamente caliente. Cuando se tenga práctica se pueden aumentar las repeticiones a dos o tres veces.

2. El sonido de los riñones

Se inicia con un suave masaje a los riñones, llevando las manos a la parte posterior e inferior de la espalda (Foto 4), pensando en ellos con cariño. Terminado el masaje, con las piernas juntas, rodillas y tobillos en contacto, se inhala profundamente, inclinándose hacia adelante mientras se entrelazan los dedos de las manos rodeando las rodillas. Se levanta la barbilla (Foto 5) lo más que se pueda, con la mirada hacia el frente, manteniendo la tensión que ejercen los brazos en la parte inferior de la espalda.

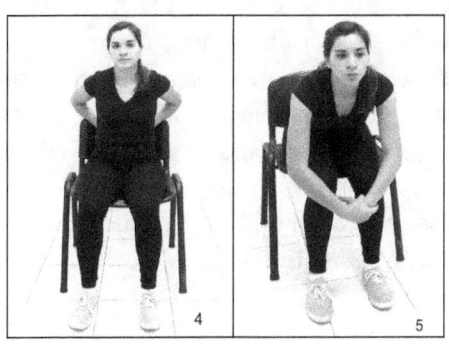

Se redondean los labios y se exhala suavemente el sonido *UUU-UUUUUU*, como cuando se sopla a una vela. Se debe visualizar cómo el exceso de calor, el temor y las energías húmedas y enfermizas son presionadas y expulsadas. Después de haber exhalado a fondo se regresa a la posición inicial con las manos sobre las piernas, con las palmas hacia arriba. Habrá que descansar y concentrarse. Con los ojos cerrados se visualiza que los riñones están brillando con un azul radiante.

Cuando se tenga práctica se pueden aumentar las repeticiones a dos o tres veces.

Este ejercicio sirve para alejar el temor y reducir la fatiga. Contribuye a aliviar los mareos, los oídos tapados o el dolor de espalda.

3. El sonido del hígado

Se inicia con un leve masaje en el hígado, situado al costado derecha del cuerpo (Foto 6). Cuando se siente que hay un buen contacto con el hígado se inhala profundamente, se extienden los brazos hacia el frente, se cruzan los dedos de las manos con las palmas al frente (Foto 7). Se elevan los brazos sobre la cabeza (Foto 8). Las manos unidas se giran, de modo que las palmas apunten al techo. En esta posición habrá que inclinarse ligeramente hacia la izquierda, estirando la parte derecha, donde se encuentra el hígado (Foto 9).

Los ojos deben abrirse lo más que se pueda mientras se exhala y con la lengua rozando el paladar se produce el sonido *SSHHHHHH-HHHH*, que apenas sea audible. Se debe visualizar cómo se expulsa el exceso de calor y la ira instalada en el hígado.

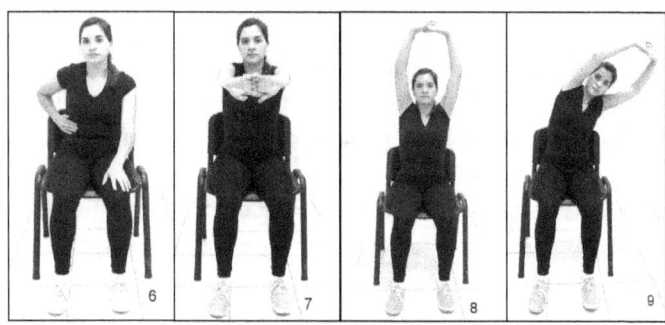

Después de haber exhalado a fondo, las manos se separan girando las palmas hacia abajo y los brazos descienden suavemente a los costados para colocar las manos sobre las piernas con las palmas hacia arriba. Con los ojos cerrados, se respira profundamente visualizando el hígado iluminado por un verde brillante.

Cuando se tenga práctica se pueden aumentar las repeticiones a dos o tres veces.

Este ejercicio sirve para desintoxicar el hígado, expulsar la ira, aliviar los ojos enrojecidos o irritados y eliminar los sabores ácidos o amargos.

4. El sonido del corazón

Se da un suave masaje a la zona del corazón, tras lo cual se inhala profundamente y se toma la misma posición del sonido del hígado (Fotos 10 y 11). Sin embargo, a diferencia del ejercicio anterior, ahora la inclinación es hacia la derecha para dar leves tirones al corazón, que se encuentra a la izquierda del pecho.

La atención se centra en el corazón. La boca se abre, redondeando los labios, y al exhalar lentamente se produce el sonido *HAAAAAAAAAA* mientras se visualiza la zona donde está el corazón expulsando el calor, la impaciencia, la premura, la arrogancia y la crueldad.

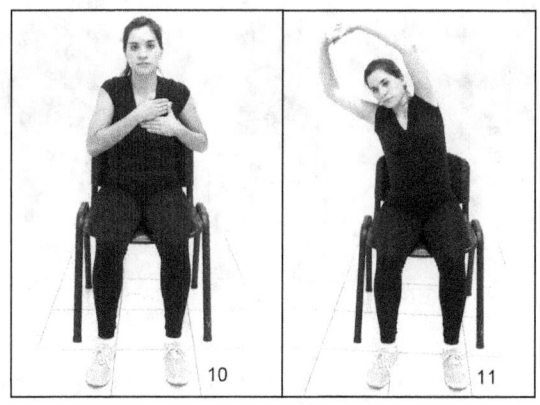

Después de haber exhalado a fondo, las manos regresan a su posición inicial sobre las piernas con las palmas hacia arriba. Habrá que visualizar que el corazón está inundado con un color rojo brillante. Cuando se tenga práctica se pueden aumentar las repeticiones a dos o tres veces.

Este ejercicio sirve para reducir dolores de garganta; encías o lengua hinchada; irritabilidad, malhumor y para contribuir al tratamiento de malestares cardiacos.

5. Sonido del bazo y páncreas

Se inicia dando un masaje suave a la zona del bazo y páncreas, a la izquierda de la cintura (Foto 12). Tras esto, se inhala profundamente mientras los dedos de ambas manos se colocan en la zona izquierda del abdomen, sobre el páncreas. Las puntas de los dedos presionan (Foto 13) mientras se inclina el cuerpo hacia adelante.

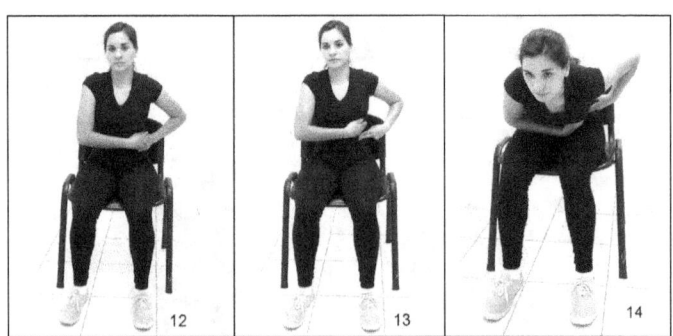

La mirada se dirige hacia un punto a dos metros en el suelo mientras se aumenta ligeramente la presión de la punta de los dedos (Foto14). Se exhala produciendo desde el fondo de la garganta el sonido *GUUUUUUU*. A diferencia de cuando soplamos una vela, este sonido se origina de lo más profundo de la garganta, no en la boca. Mientras se emite el sonido se puede visualizar cómo las preocupaciones se desvanecen a medida que emergen la ecuanimidad y la honestidad.

Después de haber exhalado a fondo, se regresan las manos a su posición inicial sobre las piernas con las palmas hacia arriba. La concentración se dirige al bazo y al páncreas, visualizando el color amarillo brillante que tienen.

Cuando se tenga práctica se pueden aumentar las repeticiones a dos o tres veces.

Este ejercicio sirve para reducir problemas de indigestión, nauseas o diarrea.

6. El sonido del Triple Calentador

El Triple Calentador se refiere a los tres centros de energía del cuerpo. La parte superior (cerebro, corazón y pulmones) es caliente; la sección media (hígado, riñones, estómago, páncreas y bazo) es tibia; y la sección inferior (intestino delgado y grueso, vejiga y genitales) es fresca.

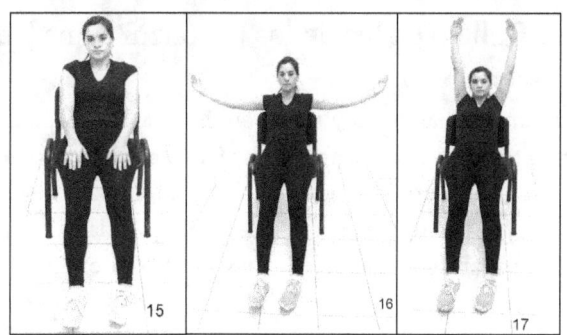

El sonido *HIIIIIIIII* equilibra la temperatura de los tres niveles haciendo descender la energía caliente hacia el centro inferior y enviando la energía fría a los centros superiores. En forma específica, la energía caliente de la zona del corazón se desplaza hacia la región genital más fresca y la energía fría del abdomen inferior se eleva hacia la región cardiaca.

Habrá que estirarse sobre el respaldo de la silla para quedar lo más inclinado posible (Foto 15) o acostarse boca arriba sobre un tapete. Los brazos quedan sobre las piernas y desde allí se levantan abriéndolos para quedar apuntando hacia lo alto (Fotos 16 y 17). Se inhala hacia las tres cavidades: el pecho, el plexo solar y el abdomen inferior.

Deprimiendo el pecho, luego el plexo solar y finalmente el abdomen inferior se exhala produciendo el sonido *HIIIIIIIII* mientras se imagina un gran rodillo presionando su brillo interno hacia el exterior a medida que se desplaza desde su cabeza hasta la zona genital.

Los brazos van bajando mientras se inhala, hasta quedar sobre las piernas y las manos con las palmas hacia abajo. Hay que concentrarse en la totalidad del cuerpo. Cuando se tenga práctica se pueden aumentar las repeticiones a dos o tres veces.

Este ejercicio sirve para aliviar el insomnio o el estrés.

Forma Trabajo de los dedos (Shouzhi Kung Zuo)

Esta forma medicinal es muy eficaz en el tratamiento de la artritis, especialmente de las manos. También se utiliza en las artes marciales como recurso para fortalecer las manos y como medio de relajación. Se estima que es una de las formas más antiguas en la historia del Chi Kung, ya que aparece mencionada —con diversos nombres— en textos de los siglos III y II a. C.

Dada la naturaleza de algunas series, no se tiene un consenso general sobre si se trata de una forma de Chi Kung "puro" o de variantes del masaje Tui Na o de digitopuntura (Dian Xie An Mo), mezcladas con ejercicios de series de tipo marcial. Tampoco existe un punto de acuerdo en el número de las series, lo que provoca que en algunos tratados de Chi Kung aparezcan unos ejercicios que no figuran en otros textos.

En vista de los beneficios que ofrece esta forma, se incluye la suma de los ejercicios que aparecen dispersos.

1. Abriendo los pétalos

Se comienza con las dos manos, los puños cerrados y las palmas hacia arriba (Foto 1). Hay una forma de cerrar el puño: primero se doblan los dedos sobre sí mismos, de allí se encajan sobre la parte alta de la palma y finalmente el pulgar se sitúa sobre los dedos procurando que la tercera falange quede lo más cercana a donde se juntan el índice y el medio.

A partir de esta posición se extiende con fuerza el meñique, llevándolo lo más hacia atrás posible. Se estira el anular, con fuerza y extensión (Foto 2). Así se procede con los cuatro dedos (Foto 3) y finalmente con el pulgar (Foto 4). Este ejercicio, además de fortalecer las articulaciones y crear flexibilidad, activa los meridianos que inician o terminan en los dedos.

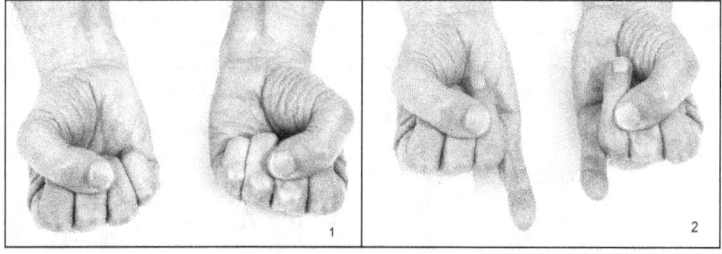

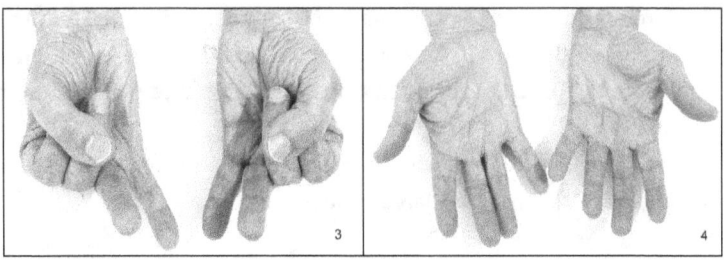

2. Desplegando las raíces

En este ejercicio las dos manos tienen el puño cerrado y la palma hacia abajo (Foto 5). Se comienza con el dedo índice (Foto 6), procurando levantarlo lo más posible y con fuerza. Se procede con los dedos restantes (Foto 7). Al final se extiende la mano (Foto 8). Este ejercicio ejercita los tendones que controlan el movimiento de los dedos, fortalece las articulaciones y contribuye a separar las articulaciones de los nudillos.

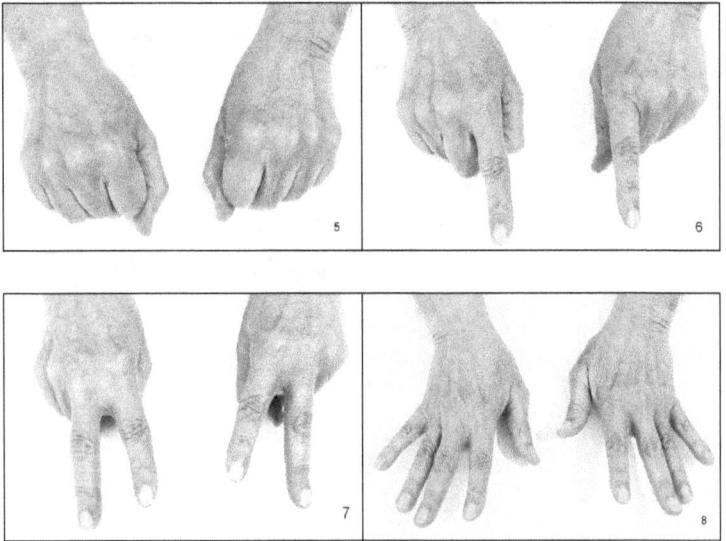

3. Maniobras militares

En este ejercicio los dedos están juntos y sin tensión (Foto 9). Primeramente se separa el pulgar (Foto 10), luego el índice (Foto 11) y así sucesivamente (Foto 12). Se repite el ejercicio en sentido inverso.

Este ejercicio ejercita los tendones que controlan el movimiento de los dedos, fortalece las articulaciones y contribuye a separar las articulaciones de los nudillos, que al abrirse activan los puntos de acupresión que existen entre cada articulación.

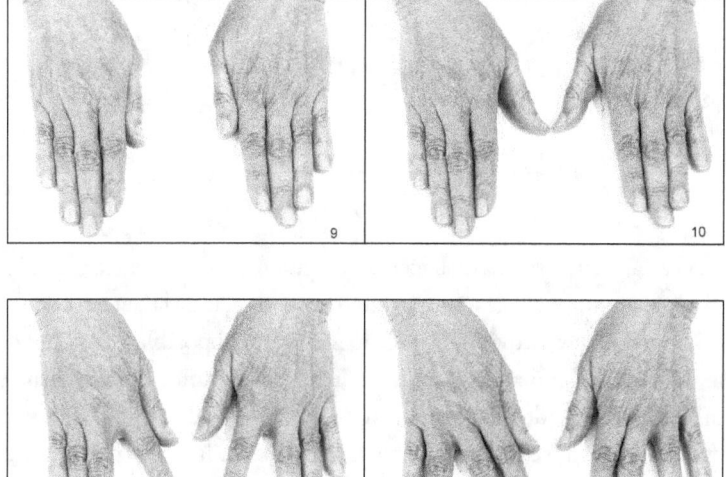

4. Grabar la piedra

Este ejercicio se parece al movimiento que se hace al tocar el piano, aunque aquí los dedos golpean con fuerza como si fueran un cincel grabando una piedra. Las manos se pueden poner sobre una mesa o una tabla. Se comienza con los mismos dedos de cada mano al mismo tiempo (Foto 13): primero con los dos pulgares, luego con los dos índices y así sucesivamente. Al terminar se realiza el movimiento inverso, comenzando con los dos meñiques hasta llegar a los dos pulgares.

Al golpear con las yemas de los dedos se activan los meridianos que terminan en esa región, se fortalecen los tendones y los músculos de los antebrazos.

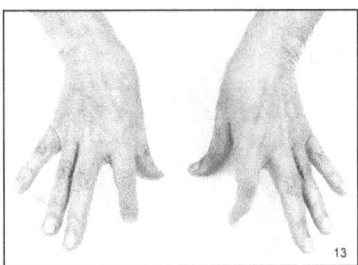

Una variante que se puede hacer es la siguiente: se comienza golpeando con el meñique de la mano izquierda y el pulgar de la derecha. Debe procurarse que el movimiento sea lo más vertical posible y con fuerza. Se sigue con el anular de la mano izquierda y el índice de la derecha y así se recorren todos los dedos. Al terminar se realiza el movimiento inverso, es decir, se comienza con el meñique de la mano derecha y el pulgar de la izquierda y así sucesivamente.

5. Reunión del señor y los súbditos (Yin)

Se juntan con fuerza el pulgar con el índice (Foto 14); se sigue con el pulgar y el dedo medio, el anular y el meñique (Foto 15). Al terminar, se procede en sentido contrario, comenzando con el pulgar con el meñique.

Este ejercicio requiere de coordinación y al juntar las yemas de los dedos se activan los meridianos que terminan en esa región, ejercitando las articulaciones que se unen al metatarso de la mano.

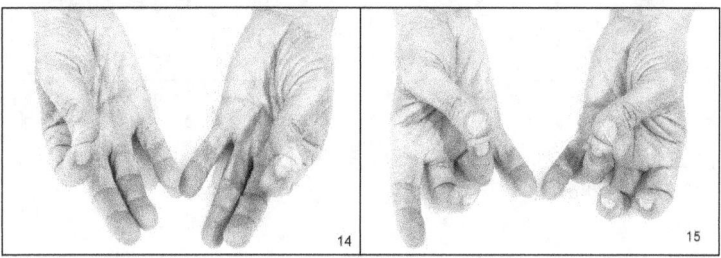

6. *Reunión del señor y los súbditos (Yang)*

Se juntan con fuerza el pulgar con el índice de la mano derecha y el pulgar con el meñique de la mano izquierda (Foto 16). A continuación el pulgar de la mano derecha se une al dedo medio, mientras el pulgar de la mano izquierda se junta con el anular. Ahora el pulgar de la mano derecha se une al anular, mientras que el pulgar de la mano izquierda se junta con el dedo medio (Foto 17). Finalmente, el pulgar de la mano derecha se une al meñique y por su parte el pulgar de la mano izquierda se junta con el índice. Al terminar se repite en sentido inverso.

Este ejercicio requiere de mucha coordinación. Conviene realizarlo muy lentamente al principio y cuando se domine el viaje de los dedos se recomienda aumentar la velocidad para realizar el ejercicio lo más rápido que se pueda. Este ejercicio ejercita los lóbulos cerebrales, exige concentración y, como en el anterior, al juntar las yemas de los dedos se activan los meridianos que terminan en esa región, ejercitando las articulaciones que se unen al metatarso de la mano.

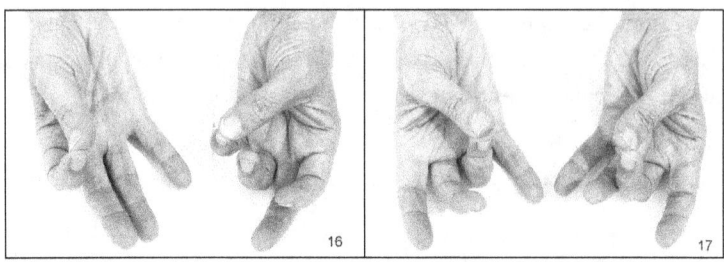

7. Tallar el madero

Con sólo el índice o con índice y dedo medio de una mano se presiona, como si se tallara, el dedo índice desde su base hasta la punta (Foto 18). Se continúa con el dedo medio y así con todos los dedos finalizando con el pulgar (Foto 19). Se repite todo el recorrido en la otra mano.

Este ejercicio activa los puntos de acupresión de los dedos, fortalece las articulaciones y contribuye a separar las articulaciones de los nudillos, que al ser empujados activan los puntos de acupresión que existen entre cada articulación.

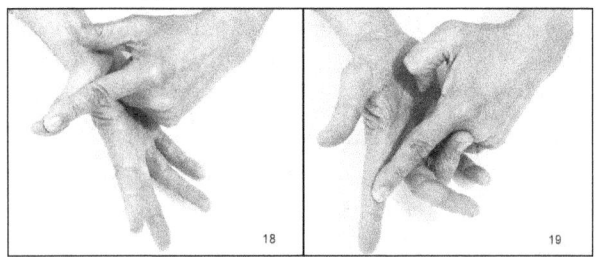

8. Torsión y presión

Se toma el dedo índice de una mano con la otra (Foto 20). El agarre es como si fuera una vara o como si la mano fuera una llave de tuercas, porque se realiza un movimiento circular para aplicar una fuerte torsión al dedo. Se realizan tres o cuatro giros y al terminar se presiona con fuerza cada una de las articulaciones del dedo (Foto 21). Debe sentirse un cierto dolor, especialmente cuando se llega a la región donde nace la uña (Fotos 22 y 23). El ejercicio se repite con cada dedo y al terminar se cambia de mano.

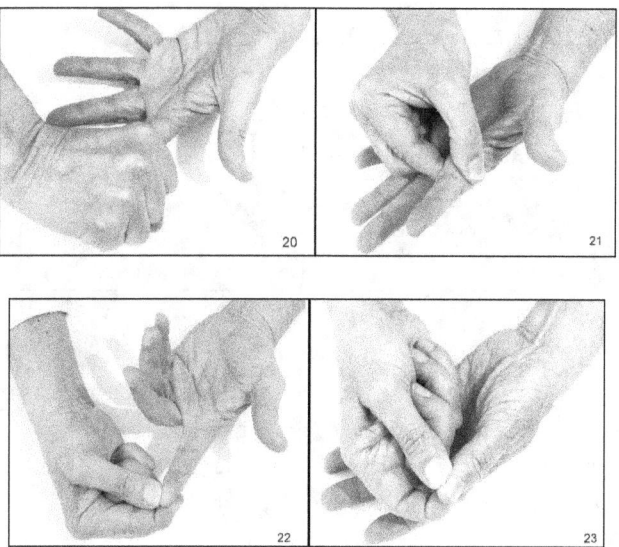

Al ejercer torsión sobre las articulaciones se lograr separar las articulaciones rígidas o pegadas por calcificación causada por la artritis. La presión sobre cada articulación contribuye a la torsión y al llegar a la región de la uña se activan los meridianos que terminan o comienzan allí.

9. El estallido

El ejercicio consiste en abrir con la máxima fuerza posible el puño que se encuentra cerrado fuertemente (Foto 24). Se deben estirar los dedos, como en una explosión, aplicando mucha energía para que la palma se adelante lo más que se pueda (Foto 25). Se cierra la mano con fuerza y se repite de 8 a 10 veces en ambas manos.

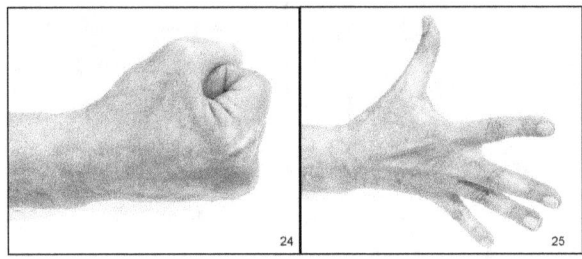

Con este vigoroso movimiento se adquiere gran fuerza en las manos, se libera el estrés y al terminar se logra un estado de relajación. Como intervienen los tendones de los dedos y de los músculos internos de la muñeca, los meridanos del pulmón, corazón y pericardio son activados.

10. El dragón abre sus fauces

A diferencia del ejercicio anterior, la mano se coloca como si fuera un pico, juntando con fuerza todos los dedos (Foto 26). De allí, se abren con fuerza pero manteniendo la forma de una mandíbula abierta (Foto 27). Esto crea una fuerte tensión en los tendones de los dedos y en las falanges. Se vuelve a la posición inicial y se repite el ejercicio 8 o 10 veces en ambas manos.

De manera similar, el ejercicio da fuerza a las manos, libera el estrés y provoca una relajación general.

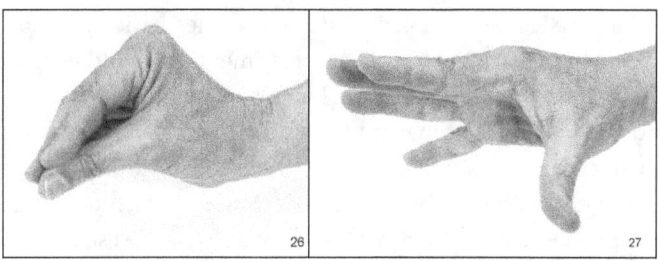

Forma permanecer inmóvil como un árbol (Zhan Zhuang Gong)

Se trata de una práctica que consiste en elegir una postura dentro de una gran variedad existente y mantenerla permaneciendo inmóvil durante un tiempo determinado. Se puede comenzar por 2 a 5 minutos hasta llegar a 10. Los practicantes de muy alto nivel pueden permanecer hasta 40 minutos, pero para el practicante normal esto no es necesario.

Esta práctica es una forma de Chi Kung estático al que se le ha llamado meditación de pie. Hay dos variedades de esta práctica: la destinada a fines terapéuticas y la que se emplea en artes marciales, como el Tai Chi Chuan.

Si se recuerda que la energía tiene la capacidad de regularse y cultivarse por sí misma, entonces el principio fundamental de este ejercicio consiste en "dejar que la práctica se haga sola". Entender esto

107

es el mayor reto con el que se enfrentan los novatos, porque al enfrentar el antiguo proverbio que afirma "Si no se hace nada, todo se hace" se sienten confundidos, sin entender qué se quiere decir.

La influencia de la mente en la actividad energética es conocida y aceptada por la ciencia occidental contemporánea. Se sabe, además, que una actitud mental de tensión estanca la energía en todo el cuerpo. Con la relajación tanto del cuerpo como de la mente el Chi se libera y regula el flujo de la energía.

La práctica debe comenzar por posiciones básicas, cómodas y estructuralmente correctas, y dejar que la mente se abandone para experimentar, reconocer y descubrir. Durante el período de iniciación es cuando el novato experimenta los mayores cambios. Las sensaciones cambian cada día, los órganos internos se activan naturalmente y los meridianos se desbloquean para preparar un movimiento energético de mayor volumen. La energía surge de lugares donde estaba estancada por mucho tiempo. Esta etapa requiere de ciertas precauciones, porque al adoptar posturas cómodas las sensaciones que surgen cautivan al principiante y muchas veces alarga demasiado el tiempo de mantenimiento de la postura, lo que conducirá a que al día siguiente se encuentre muy débil, sin energía vital, debido a que dejó exhaustos a sus órganos internos.

Por ello aunque esta práctica se puede aprender de manera autodidacta, lo recomendable es que se recurra a un instructor calificado o a un conocido que tenga mucha experiencia en este ejercicio, para evitar caer en errores que puedan producir efectos adversos.

Forma Mabu

Esta Forma del Zhang Zhiang Gong pretende mantener el sistema energético al 100% y activo. La práctica trabaja desde el exterior hacia el interior, evitando que la energía salga del cuerpo y se disperse.

Como se dijo, es importante comenzar con la postura más sencilla, que consiste en situar las manos a la altura del Dan Tian para desarrollar una firme conexión con él. Cuando la conexión es firme se podrán utilizar otras posiciones, puesto que la energía está debidamente conectada. De esta forma el Chi permanece unificado y estable y la mente se mantiene tranquila y centrada. En un principio se debe llevar la atención a la respiración y al Dan Tian. Los ojos permanecen cerrados y orientados hacia la punta de la nariz (lo recomendable) o bien entreabiertos, con la mirada dirigida a un punto situado en suelo a unos dos metros de distancia.

La respiración sirve para mantener la mente centrada en el ejercicio. Constituye una ayuda inicial para la mente hasta que se puedan diferenciar las sensaciones de Chi y trabajar directamente con ellas. Cuando se logra la capacidad de centrar la atención en el Dan Tian y al mismo tiempo mantener la conciencia de todo el conjunto, la energía comienza a fluir hacia el Dan Tian.

El flujo de la energía parte de un estado de conciencia sin pensamientos, donde los sentidos pueden estar ausentes o bien volverse extremadamente agudos y el concepto de tiempo desaparece. A esto se le llama "estado Chi Kung", en el que se captan multitud de sensaciones y reacciones internas que proporcionan valiosa información del estado físico, energético y emocional que se tiene.

La práctica del Mabu genera sólidos vínculos entre el cuerpo, la mente y la energía. Al mantener la postura, la mente la asimila y surge la energía en sintonía con la estructura física y mental. Los tres aspectos se fusionan y crecen juntos, creando un conjunto en perfecta armonía de poder y eficacia.

Al ejercitarse, el sistema nervioso central trabaja de manera especial. Como brazos y piernas no cambian de posición, la corteza cerebral entra en un estado inhibido, en un descanso activo, mientras los músculos de los brazos y las piernas siguen manteniendo la contracción.

Este estado logra curar y tratar enfermedades funcionales y, además, a causa de sus efectos posteriores, puede incrementar la eficiencia del trabajo cerebral y la del trabajo muscular.

Beneficios

Los beneficios terapéuticos que ofrece esta práctica se deben a las contracciones musculares que se originan y que crean tensiones alrededor de los huesos, puesto que estimulan la actividad celular ósea y las impulsan a una constante renovación.

Por el lado interno de las piernas, activa el meridiano de los riñones, hígado y bazo. Por el lado externo, activa el meridiano de la vesícula biliar, el estómago y el de la vejiga. Fortalece además la función renal, el sistema óseo, la coagulación de la sangre, los músculos y tendones, las defensas del organismo (pues aumenta los glóbulos blancos y la formación de plaquetas) y ayuda a mantener la pureza de la sangre.

Mantener esta posición produce una reeducación mecánica y estática de la columna vertebral y de la pelvis. Al principio parece difícil y dolorosa, pero progresivamente se va tomando resistencia y quien padece de dolores lumbares o de espalda notará mejorías rápidamente.

Cuando se practica, las funciones del sistema respiratorio y circulatorio interactúan fortaleciéndose. A través de los ajustes que se hacen el organismo se adapta a los cambios internos, con lo cual las actividades del sistema respiratorio se fortalecen inhalando gran cantidad de oxígeno y al exhalar se elimina el dióxido carbónico producido en los tejidos.

Posición básica

El cuerpo debe estar relajado al iniciar. Los pies se colocan lo más paralelos que se pueda. Se flexionan las rodillas sin que tapen la punta de los pies. La espalda debe estar derecha, para lo cual hay que empujar el cóxis al frente.

Los ojos pueden estar entreabiertos o cerrados, la lengua deberá tocar la raíz de los dientes superiores y el paladar.

Enraizamiento

Para poder enraizarse, el practicante debe pararse sobre la "bola de los pies" o parte carnosa detrás de la unión de los dedos con la planta, para que todo el peso del cuerpo caiga en esa parte y dejar libres a los talones, que apenas tocan el suelo dejando que todo el peso pase a la parte de metatarso del pie. Al pararse de esta manera el equilibrio cambia y el cuerpo se mueve ligeramente hacia adelante.

Conviene experimentar la diferencia que existe entre esta forma de pararse y la postura donde se utiliza el talón. Se debe sentir la cabeza estirada hacia arriba, como si estuviese colgada de un hilo, y el cóxis empujando a la columna hacia abajo, sintiendo cómo un gran peso colocado sobre esta zona empuja hacia la tierra a fin de ayudar al prolongamiento de la columna y a mantener separados los discos de las vértebras.

Cuando ambas fuerzas actúan en direcciones inversas, los discos se expanden y posibilita una creciente mejoría en el desempeño del sistema nervioso y del líquido espinal, permitiendo una circulación más libre del Chi.

Al practicar esta posición los músculos no están en movimiento aparente, pero se están produciendo cambios sistémicos y orgánicos en la actividad funcional de la circulación, en el sistema respiratorio, las glándulas endocrinas, las glándulas sudoríparas, la actividad funcional de los riñones y otros órganos.

Cuando se haya dominado el enraizamiento se podrá pasar a la posición más sencilla.

Primera posición

Se inicia con un enraizamiento. Una vez logrado se flexionan levemente las rodillas y se llevan las manos al frente como si se sostuviera una esfera o un balón (Foto 1). La mirada va al frente y a partir de allí el practicante decide si cierra los ojos o los deja entreabiertos. La mente se centra en el Dan Tian, procurando seguir el ritmo de la respiración que debe ser abdominal sencilla. Al avanzar en la práctica se podrá cambiar a la respiración profunda. Se mantiene la postura durante 3 minutos, tiempo que se podrá aumentar según se vaya teniendo control de la respiración, los pensamientos y las sensaciones que se tengan.

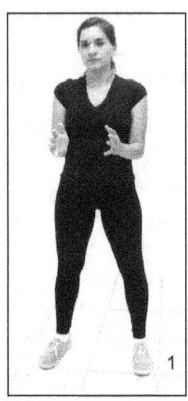

Lo recomendable es practicar diariamente esta posición y aumentar un minuto cada día hasta llegar a 5 en un período de dos semanas. Al aumentar el tiempo también conviene aumentar la separación de los pies y el grado de flexión de las rodillas, cuidando siempre de no sobrepasar la punta de los pies.

Posiciones alternativas

Cuando se domine la primera posición se puede optar por otra que sea sencilla, como las de las Fotos 2 y 3. Para realizar la posición "Estableciendo contacto con el Dan Tian" de la Foto 2 se inicia con un enraizamiento, se ahuecan las axilas como si se tuviera una pelota de tenis en cada una y se flexionan las piernas, manteniendo la espalda derecha y el cóxis hacia adelante. Se cruzan las manos frente al Dan Tian. Las mujeres deben colocar la mano derecha a más o menos diez centímetros del cuerpo y poner la izquierda encima de la derecha. Los hombres lo harán al contrario, colocando la mano izquierda junto al cuerpo y la derecha encima.

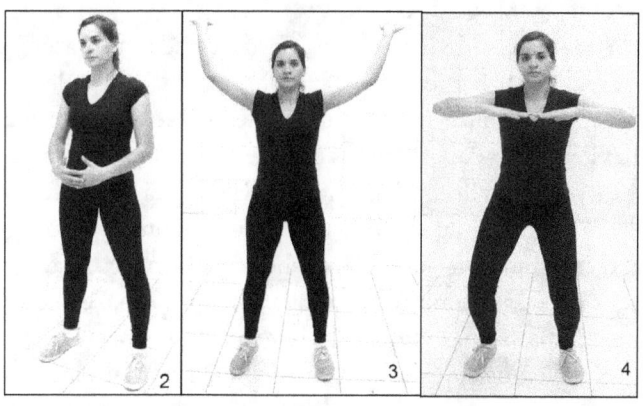

La mirada va al frente y a partir de allí el practicante decide si cierra los ojos o los deja entreabiertos. La mente se centra en el Dan Tian procurando seguir el ritmo de la respiración, que debe ser abdominal sencilla. Al avanzar en la práctica se podrá cambiar a la respiración profunda. Si ya se puede realizar la primera posición durante 10 minutos sin problemas, se puede comenzar esta con 3 minutos y aumentar diariamente un minuto hasta llegar a 6. Al incrementar el tiempo también conviene aumentar la separación de los pies y el grado de flexión de las rodillas, cuidando siempre de no sobrepasar la punta de los pies.

Si se selecciona la posición "Recibiendo la energía del cielo" de la Foto 3, se inicia con un enraizamiento y se elevan los brazos, con las manos abiertas y las palmas hacia arriba. La mirada va al frente y a partir de allí el practicante decide si cierra los ojos o los deja entreabiertos. La mente se centra en Dan Tian procurando seguir el ritmo de la respiración, que debe ser abdominal sencilla. Al avanzar en la práctica se podrá cambiar a la respiración profunda. Si ya se puede realizar la primera posición durante 10 minutos sin problemas, se puede comenzar esta con 8 minutos y aumentar diariamente un minuto hasta llegar a 15. Al aumentar el tiempo también conviene incrementar la separación de los pies y el grado de flexión de las rodillas, cuidando siempre de no sobrepasar la punta de los pies.

La realización de la posición "Fortaleciendo el corazón", de la Foto 4, requiere haber realizado sin problemas cualquiera de las posiciones previas. Se inicia con un enraizamiento y se elevan los brazos a la altura del pecho, con las manos una frente a la otra. La mirada va al frente y a partir de allí el practicante decide si cierra los ojos o los deja entreabiertos. La mente se centra en el Dan Tian procurando seguir el ritmo de la respiración, que debe ser abdominal sencilla. Al avanzar en la práctica se podrá cambiar a la respiración profunda. Se inicia con 3 minutos sin problemas y se puede aumentar diariamente un minuto hasta llegar a 6. Al aumentar el tiempo también conviene incrementar la separación de los pies y el grado de flexión de las rodillas, cuidando siempre de no sobrepasar la punta de los pies.

Posición avanzada

La postura "Abrazando el árbol" se debe realizar hasta que se mantenga durante por lo menos 6 minutos la de "Fortaleciendo el corazón". Se inicia con un enraizamiento. Los brazos se colocan a la altura del pecho como si se abrazara el tronco de un árbol (Foto 5). Las manos quedan enfrentadas con las palmas apuntando hacia el pecho. Las piernas están flexionadas y los pies separados. Es de suma importancia estirar la columna para permitir que el Chi fluya de una manera natural, por lo que conviene tratar de anular la curvatura fisiológica de la zona lumbar y cervical (Foto 6). La mirada va al frente y a partir de allí el practicante decide si cierra los ojos o los deja entreabiertos. La mente se centra en el Dan Tian procurando seguir el ritmo de la respiración, que debe ser abdominal sencilla. Al cabo de los primeros tres minutos el practicante debe visualizarse como un árbol, cuyas raíces son sus piernas y pies, el tronco, su tórax y las ramas salen de sus brazos, hombros y cabeza. Es recomendable utilizar la respiración profunda. La posición se mantiene inicialmente por 6 minutos y se aumenta hasta llegar a 10, manteniendo la concentración y el cuerpo totalmente inmóvil.

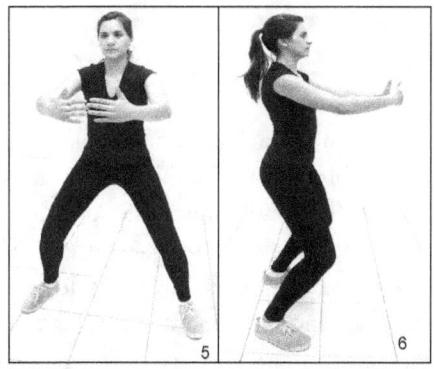

Forma El gallo dorado (Jin Ji Du Li)

La práctica de esta forma viene de alrededor del siglo XVI. Su práctica frecuente y regular puede ayudar a recuperar el sentido del equilibrio, además de que según los especialistas chinos ayuda a prevenir la demencia si se practica diariamente durante un minuto.

La práctica diaria de El gallo dorado puede ayudar en la curación de muchas enfermedades, como:

» Hipertensión.
» Altos niveles de azúcar en la sangre o diabetes.

» Padecimientos del cuello y trastornos de la columna vertebral.

» También puede evitar la demencia senil.

Según la medicina tradicional china las enfermedades aparecen en el cuerpo debido al surgimiento de fallas en la coordinación entre los diversos órganos internos, lo que hace que el cuerpo pierda su equilibrio. La Forma El gallo dorado, afirman, puede reajustar esta interrelación de los órganos y de cómo funcionan entre sí.

El ejercicio

Por ser estático no tiene una secuencia propiamente dicha. Todo se reduce a pararse sobre un pie con los ojos cerrados (Foto 1). No es necesario que el pie se levante mucho. Si los órganos internos no están sincronizados, aunque se despegue un centímetro el pie se perderá el equilibrio. Se recomienda que antes de realizar el ejercicio el practicante visualice uno o dos puntos con los ojos abiertos para poder centrar su atención en ellos cuando tenga los ojos cerrados. Esto ayudará a mantener el equilibrio. Al principio apenas se logrará estar parado así unos 5 segundos. Con la práctica se podrá aumentar el tiempo hasta lograr llegar al minuto. Cuando se domine esta postura los brazos pueden tomar diversas posiciones, sea a los lados (Foto 2) o hacia arriba (Foto 3).

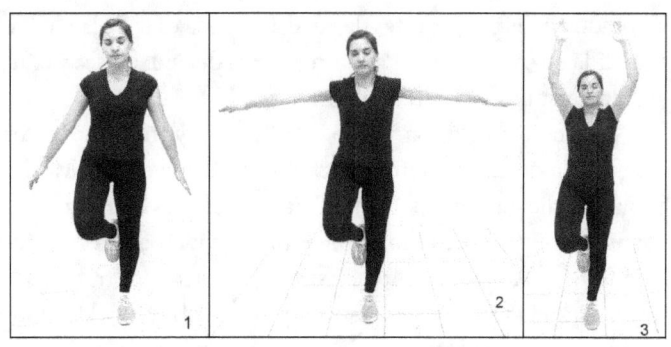

Forma Fortalecimiento de los músculos y tendones (Yi Jin Ying)

La descripción más antigua de estos ejercicios se encuentra en una pintura en tela de hace poco más de 2,000 años titulada *Ilustraciones de la circulación del Chi*, que fue descubierta en 1974 en una antigua tumba en Changsha, Hunan, China. A partir del siglo VI de nuestra era los monjes del monasterio Shaolin perfeccionaron esta técnica de 12 movimientos que aparece incluida en las *Ilustraciones de ejercicios internos* compilada por Pan Wei en 1858, época de la Dinastía Qing.

El Chi Kung medicinal absorbió lo mejor de estos doce ejercicios, incorporando el enfoque científico contemporáneo.

Los ejercicios se centran en torcer, flexionar y estirar la columna con la cintura como eje. Estos ejercicios sirven para estimular los nervios de la espina dorsal en conjunto con las piernas y brazos, así como los órganos internos, con lo que se logra muy buena condición física, al igual que se incrementa la vivacidad y rapidez de los reflejos.

Aunque se les considera como ejercicios de acondicionamiento, muchos médicos chinos y algunos occidentales afirman que sirven para reducir el dolor de la espalda baja, contribuyendo además a la cura de la diabetes y de problemas de hígado y corazón. Un efecto que

117

se ha notado en los practicantes de edad avanzada es el de la reducción en la pérdida de calcio, con lo que se mejora la densidad ósea y con ello se ayuda a personas con osteoporosis.

El origen de esta forma, como se dijo, es muy antiguo. Existe una leyenda teñida de excesiva imaginación que atribuye a Da Mo (Bodhidharma, el iniciador del Budismo Chan en China) la creación de los ejercicios para entregarlos a los monjes Shaolin, pero hay estudios con base científica que la desmienten. Existen por lo menos tres versiones del Yi Jin Ying: la medicinal, la taoísta y la budista. Estas dos últimas más tendientes a la esoteria, la alquimia mágica y lo sexual, que a lo medicinal.

Esta Forma es considerada como la clásica del Chi Kung militar. Es practicada ampliamente en China y se usa tanto como medio de acondicionamiento —una forma de medicina preventiva— como recurso terapéutico. Se presentan las siguientes reflexiones para que su práctica produzca los mejores resultados.

Quietud. Lo mejor es comenzar a practicar en estado de quietud para así lograr que la energía natural se incorpore en el practicante.

Lentitud. Lo conveniente es realizar los ejercicios con un ritmo lento —a la manera del Tai Chi—, para poder flexibilizar lo más posible los músculos y las articulaciones y permitir que el Chi circule por el cuerpo.

Extensión. En cada movimiento, todos los tendones y todas las articulaciones deben estirarse al máximo.

Mantenimiento. La extensión debe mantenerse durante cierto tiempo (4 segundos) para aumentar su eficacia y liberar así la mayor energía posible al relajarse.

Flexibilidad. Las extremidades y el tronco deben ser flexibles. Brazos y piernas distendidos. El objetivo es que el Chi circule libre por los meridianos

Se ha visto que los nombres para cada serie de movimientos de esta Forma se cambian con cada versión. Las diferentes escuelas dan nombres diferentes al mismo ejercicio, por lo que al describir el movimiento se menciona el nombre alternativo.

Las 12 series se practican de manera seguida, sin pausa entre ellas. Con fines didácticos se presentan de manera individual para que el practicante pueda aprenderlas de una en una con el fin de que cuando las domine las realice sin pausas. A continuación se describen las doce series de esta Forma.

1. Preparar la ofrenda al Cielo

A esta serie se le conoce también como Wei Tuo presenta la mano del mortero. Se inicia separando el pie izquierdo para quedar en la misma línea de los hombros. Los pies se mantienen paralelos. Se levantan las manos, mientras se inhala, hasta el pecho con las palmas encontradas (Foto 1). Se flexionan los codos mientras las manos se juntan en posición de oración en un ángulo de aproximadamente 30° con la horizontal (Foto 2). Se exhala con la mirada fija en las manos. Se espera un momento a que llegue la energía a las manos.

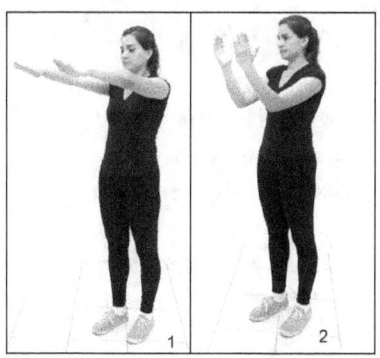

2. La ofrenda se despliega hacia el Cielo

También se le llama *Wei Tuo presenta la mano del mortero 2*. Se inhala mientras se levantan los codos y las manos quedan en posición horizontal. Se exhala en este momento. De allí se estiran los brazos hacia al frente y se inhala para abrir los brazos hacia los lados colocando las manos como si se estuviera deteniendo una puerta o separando un cortinaje (Foto 3).

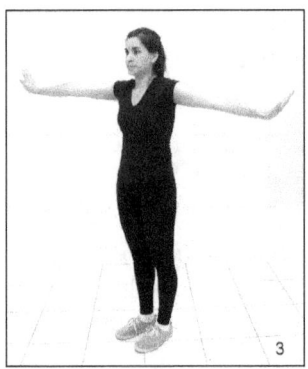

3. Depositar la ofrenda a la puerta del Cielo

Otro nombre de esta serie es *Wei Tuo presenta la mano del mortero 3*. Se colocan los codos y se regresan las manos al centro del cuerpo como al inicio de la serie 2. Las manos se giran y pasan con las palmas hacia arriba junto a las orejas, mientras los brazos se elevan con un movimiento de estiramiento extenso de los tendones (Foto 4). Al llegar las manos a lo alto se empuja lo más fuertemente posible, levantando los talones y cuidando de mirar hacia abajo en ese momento.

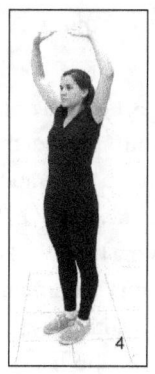

4. Recoger estrellas en ambos lados

Se bajan las manos de la posición anterior, colocando la mano izquierda sobre la espalda, con el dorso. Se gira la cabeza hacia la izquierda. La mano derecha acompaña el movimiento de rotación dirigiéndose hacia arriba, como si quisiera tomar una estrella. Con la mano delante de la frente, mano y cabeza continúan el movimiento hacia la derecha, seguidas del resto del cuerpo, hasta que éste haya girado al máximo hacia la derecha (Foto 5). De allí se realiza un movimiento inverso de las manos: la derecha se coloca a la espalda y la izquierda recoge estrellas (Foto 6). Se repite 3 veces la serie de movimientos.

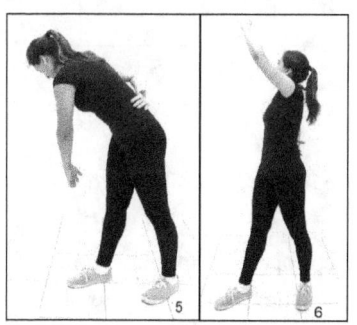

5. Jalar nueve vacas por la cola

Otro nombre para esta serie es *Los nueve bueyes tiran del arado*. Partir de la posición final del movimiento precedente; se baja la mano izquierda llevando la pierna izquierda hacia atrás, apoyando el pie sobre su punta, mientras la pierna derecha se flexiona (Foto 7). La mano izquierda se coloca en la espalda con la palma hacia afuera (Foto 9). El brazo derecho se estira, la derecha se empuña lentamente y realiza un movimiento como de jalar hacia el cuerpo, girándose hacia la derecha (Foto 8). Se estira nuevamente el brazo derecho hacia el frente y el izquierdo hacia atrás manteniendo las dos manos empuñadas. Se repite el movimiento 3 veces. Al terminar se bajan los dos brazos y se juntan los pies para realizar el ejercicio en sentido inverso: la pierna derecha va a hacia atrás y la mano derecha a la espalda. Ahora es la izquierda la que jala.

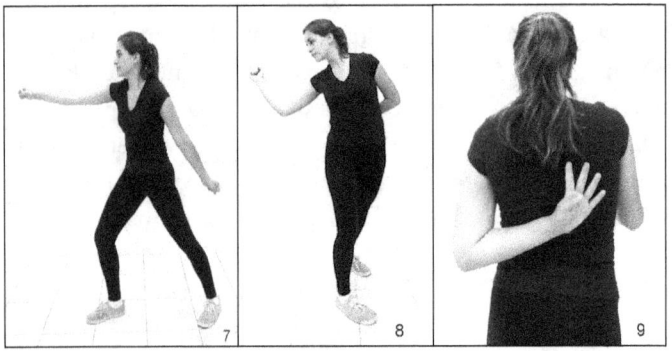

6. Mostrando los talones y desplegando las alas

A esta serie se le conoce por muchos nombres. Uno de ellos es Comprobar la propia fuerza haciendo temblar la montaña. Desde la posición final del movimiento anterior, se colocan los pies a la altura de los hombros. Los brazos se recogen tratando que los codos sobresalgan por la espalda. Se estiran los brazos lentamente pero con fuerza, como si se empujara algo muy pesado, teniendo las manos en posición de empujar (Foto 10). Se recogen los brazos lo más que se pueda cuidando que los codos se flexionen al máximo (Foto 11). Las manos se colocan en posición horizontal y cuando los brazos queden totalmente flexionados se levantan las palmas hacia el frente. Se repite toda la serie tres veces.

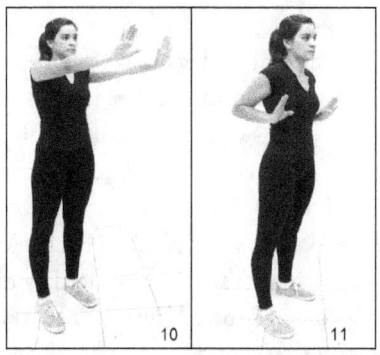

7. Nueve fantasmas desenvainado sables

En algunas versiones esta serie es la número 8 y se le conoce como Desenvainar el sable y ahuyentar a los fantasmas. En vista de que la mayoría de las escuelas la colocan en el lugar 7, se prefirió ir con esta tendencia.

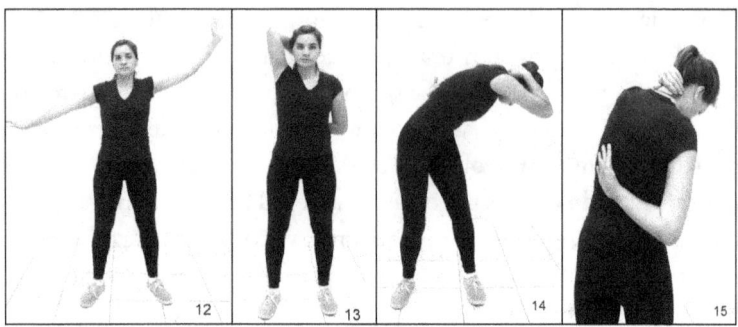

Al terminar la serie anterior se levantan los brazos (Foto 12) para que la mano derecha vaya a la espalda lo más alto que se pueda con la palma hacia afuera (Fotos 13 y 15); se levanta la otra mano para colocarla en la zona occipital de la cabeza (Foto 14), atrapando el lóbulo de la oreja derecha (Foto 15) mientras se gira a la izquierda. Se regresa al centro mientras todo el tronco se inclina hacia el frente. Se levanta de esta posición, vuelve a girar hacia la izquierda y repite tres veces el movimiento de inclinarse al frente. Al terminar se bajan los brazos para realizar los movimientos en sentido contrario, es decir, ahora la mano izquierda va a la espalda y la derecha a la cabeza girando hacia el lado de esta mano. De nuevo se repite tres veces.

8. Colocar tres platos sobre el suelo

Esta serie también se denomina *Bajar las tres zonas del cuerpo*. Al terminar la serie anterior se separan las piernas para quedar en posición de caballo, con los brazos en alto (Foto 16). De allí se bajan a la posición horizontal con las palmas de las manos hacia abajo. Inmediatamente se flexionan las rodillas para bajar todo el cuerpo mientras las palmas de las manos apuntan ahora hacia arriba (Foto 17). Los brazos deben

124

bajar lentamente pero con fuerza para poner en tensión los músculos de los hombros y de los antebrazos. De la posición baja se estiran las rodillas y se levanta el cuerpo mientras las manos se voltean para que las palmas queden hacia abajo. Cuando se tienen las piernas rectas y los brazos están horizontales, se pronuncia el sonido *HAAIII*. Esta es la única serie de esta Forma donde se emite un sonido. Se repiten todos los movimientos tres veces, procurando agacharse cada vez más en cada repetición (Foto 18).

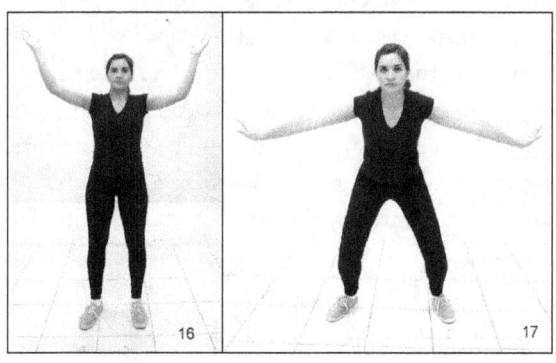

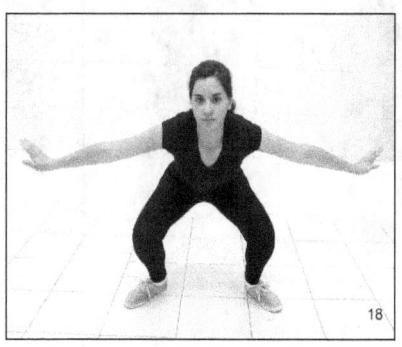

9. *El dragón azul saca las garras*

Se inicia con los pies separados a la altura de los hombros. En esta serie se empuña diferente a la forma tradicional: se comienza flexionando el pulgar y sobre él se flexiona el meñique y luego los demás cubriendo al pulgar. Las manos así empuñadas se colocan a los lados del torso a la altura de la cintura. Se levanta la mano derecha con la palma hacia arriba hasta la altura del pecho. Los dedos toman forma de mandíbula (Fotos 19 y 20). El torso se gira para que la mano recorra desde el hombro derecho hasta el otro lado (Foto 21). La vista sigue el recorrido de la mano, que al terminar se abre y desciende por la pierna izquierda hasta el pie (Foto 22). Al llegar allí se mueve en una curva hacia el otro pie (Foto 23). Al llegar allí se sube por la pierna (Foto 24) para empuñar la mano en la misma forma que se hizo al inicio y se coloca a un lado del torso a la altura de la cintura. Se repite todo el movimiento, ahora con la mano izquierda.

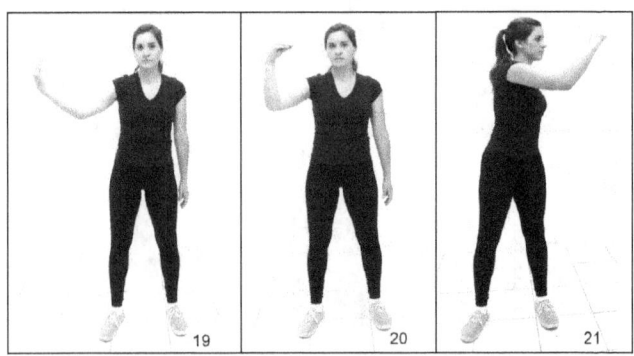

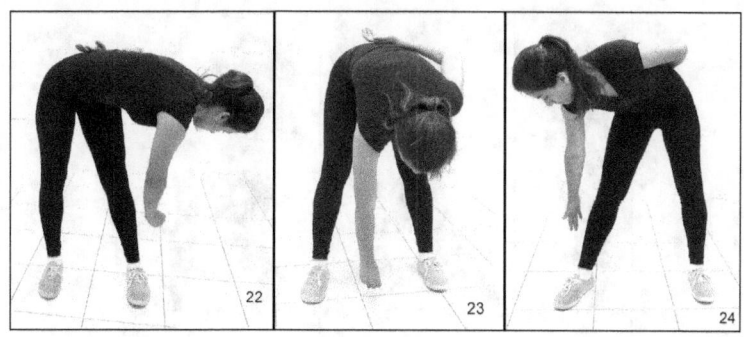

10. El tigre salta sobre la presa

A esta serie también se le conoce como *El tigre agresivo sale de la montaña*. Se comienza en posición frontal con los pies separados a la altura de los hombros (Foto 25). Se gira a la izquierda con el pie derecho y el otro pie se coloca a un lado levantado en punta, en una posición que en Tai Chi se conoce como "paso vacío". Se adelanta la pierna izquierda apoyando primero el talón del pie que queda apuntando al frente mientras se flexiona la derecha y el pie queda ladeado. Se levantan los dos brazos (Foto 26) con las manos en forma de garra para realizar dos veces un movimiento como de remar (Foto 27), para de allí empujar las manos hacia abajo con fuerza hasta llegar al suelo (Foto 28) y flexionar la columna para levantar la cabeza. Hay que evitar encorvar la espalda (Foto 29), porque el ejercicio trata precisamente de lo contrario, es decir, de curvar la espalda (Foto 30). Para lograr esto hay que flexionar la rodilla derecha para ponerla en el suelo. Se mantiene la posición 4 segundos. Para las personas mayores no es necesario llegar hasta abajo: lo recomendable es dejar las manos en las rodillas. Al terminar se levanta todo el cuerpo, se coloca en posición inicial y se repiten todos los movimientos.

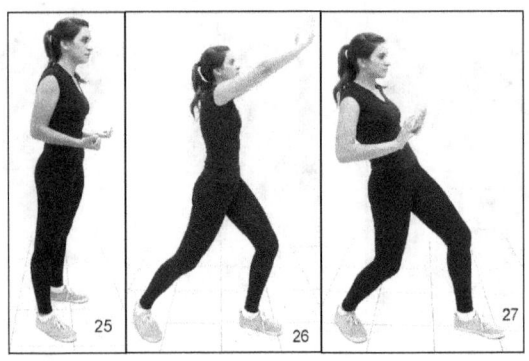

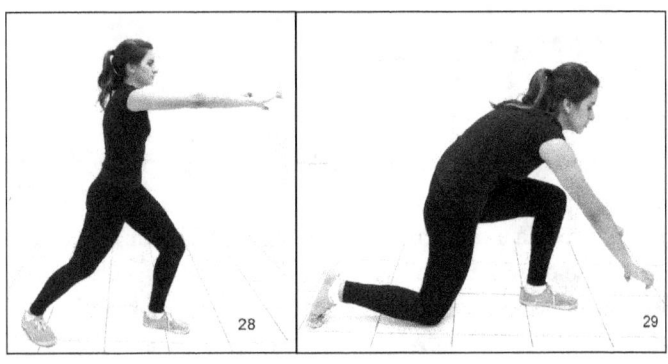

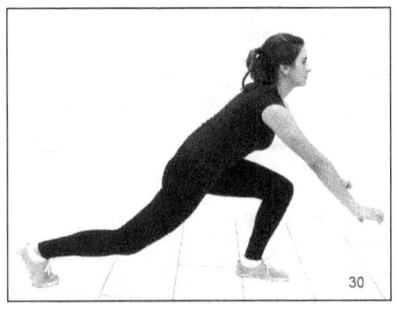

11. Reverencia para el saludo

Se inicia con la posición de frente con los pies separados a la altura de los hombros. Se levantan los brazos para de allí bajar cubriendo las orejas con la palma de las manos y la nuca con los dedos (Foto 31). Se golpea siete veces con el índice la nuca (Foto 32). En esta posición se flexiona todo el tronco hacia el frente, con las manos en la cabeza, que se pega al pecho, sin doblar las rodillas. Al levantarse, la cabeza debe continuar pegada al pecho para que sea la última en subir y evitar un mareo. Las personas que sufran de hipertensión no deben pegar la cabeza al pecho al bajar sino inclinarla un poco, mientras que al subir sí pueden pegarla al pecho. Las personas de edad avanzada deberán inclinarse hasta donde puedan sin flexionar las rodillas. La secuencia se repite tres veces, procurando inclinarse cada vez más, hasta el límite de cada quien (Foto 33).

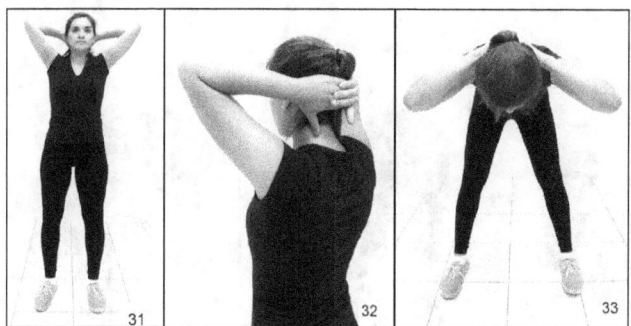

12. Mover la cola

También conocida como Prosternarse, esta serie comienza en la posición de frente con los pies separados a la altura de los hombros. Las manos que cubren las orejas se separan repentinamente. Los brazos se estiran al frente, los dedos de las manos se entrecruzan y las muñecas giran para colocar las palmas al frente (Foto 34). En esta posición las manos se recogen al pecho y de allí se inclina todo el tronco para que las palmas de las manos se acerquen al suelo lo más que puedan, evitando flexionar las rodillas (Foto 35). En esta posición se gira la cabeza hacia la izquierda tratando de el hombro izquierdo reduzca su distancia de la cadera y al mismo tiempo se giran los glúteos hacia la izquierda. Se repite el moviendo a la derecha. Esta secuencia se repite tres veces por cada lado. Las personas que no puedan bajar las manos hasta el piso lo harán hasta donde puedan sin doblar las rodillas (Foto 36). Al terminar se relaja el cuerpo y se regresa a la posición inicial para realizar los movimientos del cierre de toda la Forma. Para esto se levantan los brazos con las palmas de las manos hacia arriba. Los codos se relajan suavemente al bajar los brazos, las palmas de las manos van al cuerpo bajando hasta el punto Dan Tian. La secuencia de cierre se repite tres veces para ayudar a que el Chi fluya sin obstrucciones por todo el cuerpo.

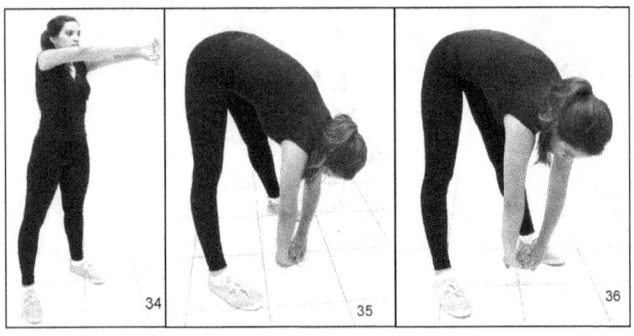

Forma Camisa de hierro (Tie Shan)

De esta forma existen por lo menos dos versiones: la terapéutica y la militar, que practican los actuales monjes Shaolin. Como era de esperarse, de la versión terapéutica también existen diversos enfoques que producen un efecto ligeramente diferente de poca importancia. La versión que se presenta es la más comúnmente aceptada en el mundo del Chi Kung terapéutico, considerada como una forma estática porque en la mayoría de los ejercicios no hay secuencias, sino que las posiciones se mantienen por un determinado tiempo.

La Forma Camisa de hierro que actualmente practican los monjes Shaolin nada tiene que ver con la terapéutica. Los monjes se entrenan para resistir golpes con gruesas varas en todo el cuerpo y doblar lanzas cuya punta colocan en el hueco de las clavículas bajo la garganta. En Occidente se enseña esta Forma como un recurso protector debido a que indudablemente genera una gran cantidad de energía interna. El practicante logra una protección real ante golpes a sus órganos vitales. De allí el nombre de Camisa de hierro. La importancia de desarrollar poder interno en las artes marciales puede ser comparada a estar envuelto por un cilindro metálico en vez de uno suave de plástico. El practicante de la antigüedad pasaba años practicando un golpe antes de sentir la energía que surgía de su mano, mientras el resto de su cuerpo parecía hecho de acero.

Asimismo, se vio que la práctica de la Camisa de hierro contribuía a la salud, por lo que se desarrollaron los ejercicios de tipo estático donde paradójicamente se obtiene una gran energía interna a través de ejercicios externos. Pero además esta forma contribuye a perfeccionar las facultades mentales.

La Camisa de hierro de tipo medicinal es un excelente grupo de ejercicios para fortalecer todo el cuerpo de manera significativa, con lo cual se obtiene una excelente vitalidad, gran viveza, rapidez mental, reflejos musculares excelentes y protección contra enfermedades. Cada serie fortalece diversas partes del cuerpo, por lo que al practicar las ocho se obtiene un beneficio completo. Toda esta Forma se practica utilizando la respiración inversa —que se vio en páginas anteriores—, lo que fortalece aún más el torso, donde se inserta la Camisa de hierro. Las 8 series de ejercicios se practican de manera seguida, sin pausa entre ellas. Con fines didácticos, se presentan de manera individual para que el practicante pueda aprenderlas de una en una con el fin de que cuando las domine las realice sin pausas. A continuación se describen las series.

1. Abrazar el árbol

Este ejercicio es en lo externo casi idéntico al de Mabu que se vio en páginas anteriores. Sin embargo, tiene importantes diferencias internas. Se comienza adoptando la posición de caballo. Los practicantes avanzados amplían varios centímetros la separación de los pies. Los brazos toman la posición de abrazar el tronco de un árbol y en esta postura se mantiene el cuerpo durante un tiempo que puede ir de 30 segundos a un minuto (Foto 1). Hasta aquí las similitudes con Mabu. Una de las claves de este ejercicio está en la fuerza que se ejerce en forma circular desde los muslos hasta los pies, que se mueve como un tornado o un tornillo —como lo describen algunos autores—. Este tornado gira hacia el interior de cada pierna creando una gran fuerza (Foto 2); a tal grado, que si se pide a una persona que empuje lateralmente al practicante no podrá moverlo por más fuerte que sea el empujón. Sobre esta particularidad se ha escrito mucho para explicar la física y mecánica de la posición, que sorprende por su sólida estabilidad. Otra diferencia es la respiración inversa, que produce una gran fortaleza a los músculos del torso y los abdominales.

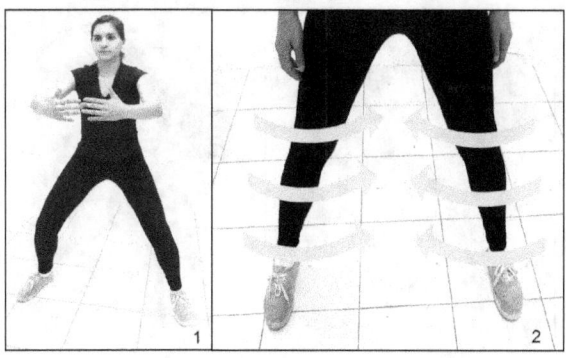

2. La tortuga

Desde la posición del árbol, el cuerpo se inclina hacia adelante cuidando que la espalda quede paralela al suelo, como si fuera una mesa (Foto 3). Los codos se doblan y se pegan a los costados dentro del espacio que dejan las piernas, que no se mueven de su posición anterior. Las manos se empuñan con las palmas hacia arriba y la cabeza se levanta. Debe cuidarse que la espalda esté horizontal y no inclinada como se ve en la Foto 4. Se mantiene esta posición 15 segundos cuando se inicia en esta práctica. Posteriormente se podrá pasar a medio minuto y cuando se tenga mucha práctica será posible llegar al minuto. Las piernas mantienen la fuerza centrífuga durante todo el ejercicio y la respiración es inversa, con lo cual se fortalecen todavía más los abdominales. Para quienes encuentren difícil la postura con las piernas separadas (forma Yang), se puede adoptar una postura menos demandante (Yin) en donde las piernas no están tan separadas ni las rodillas tan abajo, lo que permite sostener la posición durante más tiempo con menos esfuerzo.

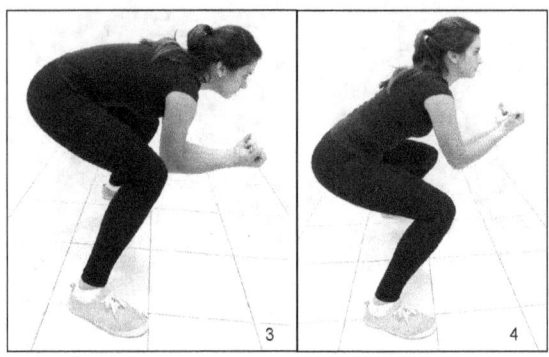

3. El búfalo en el río

De la posición de la tortuga se pasa directamente a la del búfalo en el río. Se dejan caer los brazos mientras se inhala por la nariz y se exhala ruidosamente por la boca (Foto 5). La respiración es inversa, como en las anteriores. Mientras se inhala se da un leve salto del tronco y al exhalar se desciende el cuerpo mientras se produce un sonido como *HAAAA*. Se repite esta secuencia de 6 a 9 veces.

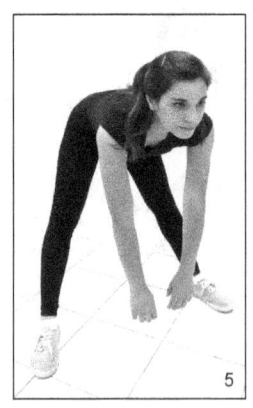

4. Puente de hierro (Yang)

Al terminar la posición anterior se separan los pies a lo ancho de los hombros. Los dedos pulgar e índice de ambas manos se tocan formando el Mudra de la Armonía (Foto 6). Las manos se colocan en la espalda a la altura de los riñones y se flexiona el cuerpo hacia atrás con todo y cabeza lo más que se pueda, poniendo la máxima tensión en tronco, cuello y extremidades (Foto 7). Se mantiene la posición 15 segundos al comienzo, pero los avanzados pueden durar el doble o hasta un minuto.

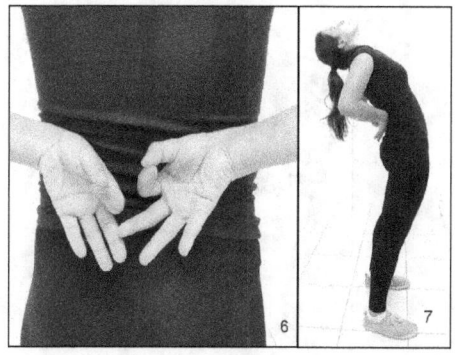

Respirar de manera inversa en esta posición resulta difícil pero no imposible. Con la práctica se logra realizar las inhalaciones —lo más difícil— sin mucho problema. La respiración se mantiene mientras se esté flexionado y solo se exhala al enderezarse al final del ejercicio.

5. Puente de hierro (Yin)

Al término del ejercicio anterior se levantan los brazos abriéndolos en cruz; se inhala con respiración inversa mientras el cuerpo se dobla hacia adelante, empujando las manos hacia al suelo, y las piernas se mantienen derechas. Es importante que las rodillas se flexionen lo menos posible (Foto 8). Si se pueden llevar hasta abajo, las manos se colocan con los dedos enfrentados. Se mantiene la posición 15 segundos cuando se comienza. Los practicantes avanzados pueden durar el doble o hasta un minuto, aunque hay que tomar en cuenta que no se inhala mientras el tronco está doblado.

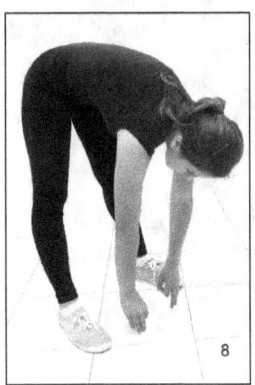

6. Presentando las urnas doradas con las cenizas de los antepasados (Yang)

En cuanto el cuerpo vuelve a la posición vertical, se separan las piernas más allá de la posición tradicional de caballo. Los codos se doblan para que los brazos queden en posición de sostener un objeto, en este caso la urna con las cenizas de los antepasados (Foto 9). Las palmas de las manos deben quedar horizontales, paralelas al suelo. Se inhala con respiración inversa, se desciende suavemente con la espalda vertical y los brazos en la misma posición. Se debe llegar hasta lo más abajo posible (Foto 10). Se exhala por la nariz y se vuelve a inhalar para mantener la posición durante 8 segundos si se es principiante. Los practicantes avanzados podrán mantener la posición durante 30 segundos o más. Al término de este tiempo se levanta el cuerpo solo con la fuerza de las piernas; la espalda se mantiene vertical y las manos en la misma posición (Foto 11). Al terminar el ascenso se exhala por la nariz.

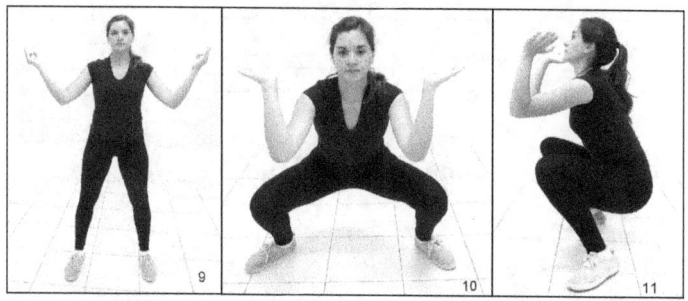

7. Presentando las urnas doradas con las cenizas de los antepasados (Yin)

Desde la posición final del ejercicio anterior se estiran los brazos con un movimiento circular. Las palmas de las manos quedan hacia el suelo (Foto 12). Se inhala con respiración inversa, se desciende suavemente manteniendo la espalda vertical con los brazos manteniendo la posición. Se debe llegar hasta lo más abajo posible (Foto 13). Se exhala por la nariz y se vuelve a inhalar para mantener la posición durante 8 segundos si se es principiante. Los practicantes avanzados podrán mantener la posición durante 30 segundos o más. Al término de este tiempo se levanta el cuerpo solo con la fuerza de las piernas, con la espalda vertical y las manos en la misma posición. Al terminar el ascenso se exhala por la nariz.

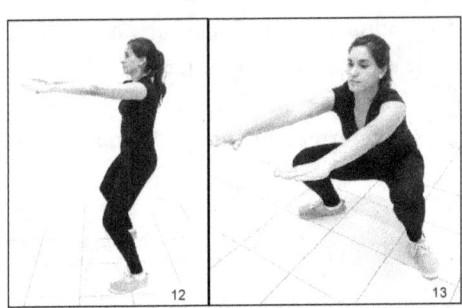

8. El ave fénix dorada despliega y lava sus alas

Este ejercicio consta de cuatro partes. Toda la respiración es inversa. Al terminar el anterior ejercicio los brazos quedan hacia adelante, así que se recogen y bajan hasta que las manos quedan a la altura del Dan Tian mientras se inhala. Se quedan allí un momento para dar tiempo a exhalar. De allí se levantan como si fuera un aleteo, echando los codos hacia atrás para luego empujar las manos hacia adelante tomando la forma de un pico (Foto 14). Se exhala y se recogen los brazos y se estiran hacia los lados mientras se inhala, empujando las manos hacia fuera (Foto 15), cambiando ahora la forma a una especie de garra. Se exhala, se recogen los brazos y se levantan lo más que se pueda mientras se inhala (Foto 16). Al bajar se exhala. Los brazos se doblan por los codos para mantener las manos a la altura del pecho y de allí se separan los codos para estirar los brazos a los costados, con las manos abiertas. Al llegar allí se sacuden con fuerza, al mismo tiempo que se saca la lengua y se hace un bizco (Foto 17).

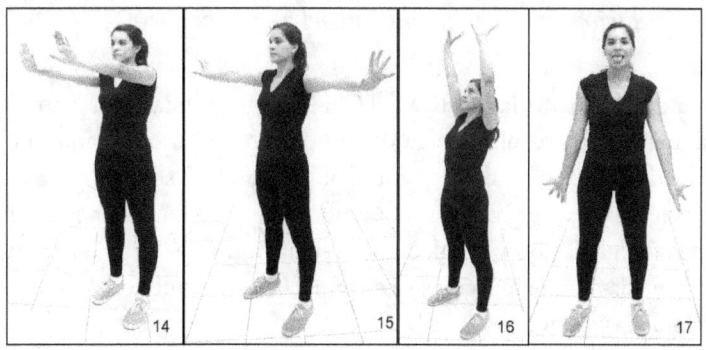

Recomendaciones generales para todas las formas descritas

Tiempo de práctica

En términos generales se aconseja practicar cualquiera de las formas anteriores por lo menos cinco veces a la semana, pudiéndolo hacer dos veces al día. El tiempo de práctica estará en función de la forma seleccionada. Las Ocho joyas del brocado se llevan aproximadamente 15 minutos si cada serie se repite 8 veces. Si se practica sólo una serie de cualquiera de las formas, conviene practicarla por lo menos durante 10 minutos dos veces al día.

Asimismo, la edad, el sexo y la condición física determinan la capacidad del practicante para ejercitarse suave o vigorosamente, pero en todos los casos lo mejor es practicar diariamente.

Regulación de la mente durante el ejercicio

Como se ha dicho, la práctica del Chi Kung no es una mera gimnasia. La mente debe regularse para dirigirla al movimiento de cada ejercicio, evitando caer en estados automáticos donde la serie se realiza sin pensar. La respiración debe ser un punto de atención cuidando la secuela de inhalación y exhalación. De igual forma, se debe tener clara conciencia de qué músculos se estiran, cuáles se contraen y dónde se generan las torciones.

Antes de dormir

Muchas personas han visto que practicar estos ejercicios por la noche les son de mayor beneficio que si se realizan por la mañana. Por la noche se eliminan las tensiones del día; favorece un buen sueño y refresca aquellos órganos que estén sobrecalentados. Antes de dormir, es recomendable limpiar las emociones negativas sustituyéndolas por positivas, con lo cual se reducirá el riesgo de malos sueños y pesadillas.

V. Estudios científicos del Chi Kung en universidades y centros médicos

Con el fin de mostrar la validez curativa del Chi Kung, se han realizado investigaciones en China y en el mundo occidental utilizando metodologías científicas mundialmente aceptadas. En este capítulo se incluyen algunas, que se resumieron para mostrar lo sustancial de cada una, agregando la fuente de donde se tomaron para que los interesados en consultar todo el documento puedan hacerlo fácilmente.

También se ofrecen referencias a instituciones de educación superior y de centros médicos de diversas partes del mundo, incluyendo a México, donde se investiga, estudia y practica el Chi Kung médico.

Estudio del Chi Kung como medio curativo en la depresión

Dr. Frances V. Gaik
Adler School of Psychology, 2002
Chicago, Illinois, EU

Un estudio piloto se llevó a cabo con 39 pacientes que sufrían de lo que el *Manual de diagnóstico y estadístico de los trastornos mentales* (DSM-

IV) determina como Depresión profunda, distimia o desorden bipolar. El grupo fue tratado por medio del Chi Kung por dos meses, con sesiones de ejercicio guiados por instructores calificados. Los resultados mostraron una significativa mejoría, especialmente en el primer mes, puesto que las medidas aplicadas según el *Beck's Depression Index-Revised* (BDI-R) (.0000) el Symptom Checklist -90 R (SCL-90-R), el Depression Index (.00003), la Interpersonal Sensitivity (.00003) los índices SCL-90 así como los lineamientos del DSM-IV mostraron una clara tendencia positiva. Como todos los pacientes mejoraron en este período, se concluyó que el Chi Kung resultó ser altamente efectivo como terapia alternativa y complementaria para la depresión y debía ser considerado como un recurso válido en los tratamientos sicoterapéuticos.

Para mayor información sobre el estudio del Dr. Gaik se puede contactar con la Adler School of Professional Psychology, donde se encuentran digitalizados la investigación completa y el reporte. La dirección es Adler School of Professional Psychology 65 East Wacker Place, Suite 2100 Chicago, Illinois 60601-7298, email: information@ adler.edu.

Implicaciones clínicas

Este es el primer estudio donde se aplica el Chi Kung como medio curativo en la depresión con resultados significativos observables en un breve período de dos meses.

Los pacientes aprendieron una técnica que ofrece un remedio para toda la vida, con la cual enfrentar el estrés y los efectos negativos de la depresión. Si la tendencia continúa como se espera, los pacientes habrán aprendido a movilizar su propio potencial curativo en su vida futura. La técnica fue muy redituable, puesto que solo se invirtió en videos y cintas de sonido, con la ventaja de que no se tuvieron efectos secundarios debidos al ejercicio. Los resultados muestran una mejora significativa en *todos* los pacientes que fueron reportados con niveles graves de depresión.

Los ejercicios de Chi Kung han sido diferenciados de los de meditación y visualización a través de análisis por medio de electro-encefalogramas (*Ueda et Al*, 1997). Los ejercicios de Chi Kung no son comparables con el simple ejercicio físico, que no produce los niveles necesarios para la liberación de endorfinas.

Dada la aceptación teórica del concepto de que el cuerpo humano tiene transformadores de energía llamados chakras que son afectados por el flujo de energía a través del sistema de meridianos, se pueden considerar los resultados de este estudio a la luz de las teorías propuestas por Kunz y Peper (1983). Dora Kunz ha sido una de las creadoras del "Toque terapéutico" que ha sido ampliamente enseñado y utilizado por los cuerpos de enfermería en Estados Unidos.

Reportes incidentales

Durante el estudio hubo varios reportes de los pacientes, principalmente mujeres, de los cuales se mencionan algunos dignos de tomar en cuenta:

1) Un zumbido permanente que una paciente escuchaba, desapareció tras la primera sesión de Chi Kung. Esto lo sufría desde hacía nueve años.

2) Otro reporte señala que el nivel de requerimiento de insulina en una paciente había bajado.

3) Una paciente con numerosos problemas de salud dijo que ya no necesita tomar Vicodin para conciliar el sueño durante las noches y pudo volver a trabajar después de haber estado sin hacerlo durante mucho tiempo.

4) Se reportó que una paciente había reducido a la mitad la dosis de antidepresivos.

5) Un reporte interesante fue el de una paciente que afirmó que mientras hacía Chi Kung había descubierto que podía encontrar las respuestas a sus problemas (*ibid*. pág. 81).

Resultados del estudio

Los mejores resultados fueron la reducción significativa y sustancial de los síntomas relacionados con la depresión según lo establecido en el *Manual de diagnóstico y estadístico de los trastornos mentales* (DSM-IV).

La investigadora y sus tres asistentes pudieron constatar que el aspecto físico y apariencia del grupo era marcadamente mejor al final del tratamiento del que presentaron dos meses atrás.

El comentario se refirió a que su mayor preocupación tras la primera reunión con los pacientes fue lo mal y tristes que se veían. Para la última sesión, los participantes mostraban una actitud entusiasta que seguramente contribuyó con el cambio de comportamiento más animado y alegre, con un interés por la vida que se mostró al querer saber si podrían obtener aún mejores resultados si se adentraban en niveles más altos de la práctica del Chi Kung.

Efectos en la salud, las funciones fisiológicas, la condición física en personas de edad madura y avanzada

Este y otros muchos estudios son publicados por la Asociación Británica de Chi Kung para la Salud en Priorslee, Telford, Inglaterra
http://healthqigong.org.uk/

La investigación se llevó a cabo en 2003. Tuvo como objetivo realizar una comparación estadística y un análisis de los cambios en el estado del cuerpo, las funciones fisiológicas y la condición física de personas de edad media y avanzada, antes, tres y seis meses después de haber practicado los ejercicios de las Ocho joyas del brocado, con el fin de verificar los efectos de la prevención de enfermedades y su mecanismo.

Se ha visto que las personas de edad media y avanzada casi no participan en ejercicios físicos, por lo que se seleccionaron 82 hombres entre 61 y 65 años, y 229 mujeres entre 56 y 60, de una provincia de China. Todos mostraban buena salud, sin problemas de movimiento en las extremidades y funcionamiento normal del sistema cardiovascular y respiratorio.

Metodología de la investigación

Se formaron dos grupos: uno que continuó con su vida acostumbrada sin hacer ningún ejercicio, llamado "de control", y otro donde los integrantes aprendieron la serie de ejercicios de las Ocho joyas del brocado bajo la guía de instructores calificados, llamado "experimental". Tras dominar las técnicas practicaron una hora diaria durante cinco días a la semana en un período de seis meses.

Los indicadores fueron:

1. Morfología, funciones fisiológicas y condición física. En este aspecto se midió estatura, peso, diámetro de la cintura, del pecho y las caderas.
2. Las funciones fisiológicas que se tomaron en cuenta fueron pulso y presión arterial en reposo, así como capacidad de equilibrio con los ojos cerrados.
3. La condición física midió la fuerza de agarre, capacidad pulmonar, tiempo de reacción a estímulos físicos simples

y a estímulos complejos, fuerza en las piernas y brazos, espesor del pliegue cutáneo para ver la cantidad de grasa.

Observación experimental

Todos los indicadores se midieron en estado de reposo antes de iniciar la investigación en los dos grupos. Se realizó una evaluación a los 3 meses y otra a los 6 para medir los cambios.

Tecnología de procesamiento

Se utilizó el programa de cómputo SPSS 11.5 para los estudios y descripciones estadísticas.

Resultados

El peso corporal en los hombres practicantes de Chi Kung bajó al tercer mes de práctica pero no cambió al sexto mes. En las mujeres no hubo cambios significativos, al igual que en el grupo de control.

Se consideró como significativo un cambio que fuera mayor a 9% al estado inicial del grupo experimental.

La medida tomada entre los practicantes de Chi Kung a los 3 meses mostró cambios significativos en las medidas del pecho, cintura y caderas entre los hombres. En las mujeres el mayor cambio fue en las medidas de pecho y caderas. En el grupo de control no hubo cambios significativos.

El espesor del pliegue cutáneo en la región abdominal se redujo significativamente entre quienes practicaron Chi Kung y se mantuvo igual en el grupo de control.

La capacidad pulmonar en el grupo experimental aumentó, mientras que en el grupo de control se mantuvo igual.

Tras seis meses de práctica, la presión arterial se redujo de manera significativa, mientras el pulso se mantuvo prácticamente igual en hombres y mujeres.

En cuanto al tiempo de reacción a estímulos simples y complejos, el grupo experimental lo redujo significativamente. Se tuvo un aumento en la fuerza de las extremidades, el equilibrio y la coordinación en el grupo de hombres. En las mujeres disminuyó el tiempo de reacción a estímulos simples, pero no tanto a estímulos complejos; se vio que requieren de mayor tiempo de práctica. En los demás indicadores se obtuvieron resultados similares a los hombres.

Un indicador importante fue la reducción de grasa subcutánea, lo que señala que el Chi Kung puede considerarse también como un deporte aeróbico de mediana intensidad, ya que el pulso no subió de 120 latidos por minuto aun tras la realización completa y sin parar de los ocho ejercicios.

Por su parte, el grupo de control mostró disminución en la fuerza física y menor velocidad de reacción, que se reducía aún más según pasaba el tiempo.

Al cabo de seis meses, en el grupo experimental se tuvieron cambios significativos tanto en la forma corporal como en las funciones fisiológicas y condición física, lo que no sucedió en el grupo de control.

Efectos destacados

Tras la práctica de 6 meses la capacidad pulmonar mejoró más que significativamente. Se pudo comprobar que las series 1, 2 y 6 contribuyeron a este logro. Se vio que la exigencia respiratoria de los ejercicios mencionados provocaba que los músculos diafragmáticos se expandieran ampliamente lo que resultó en una mayor capacidad pulmonar.

La capacidad de reacción mejoró al reducirse en 9.4% el tiempo de respuesta. La conclusión fue que la exigencia en la coordinación produjo respuestas rápidas del sistema nervioso central.

En lo relativo a los resultados de mejora de la fuerza muscular se pudo comprobar que los ejercicios, al exigir períodos de esfuerzo y descanso, de tensión y relajación, fortalecieron los músculos. Las posturas "de caballo" de las series 2 y 7 fortalecieron las piernas, al igual que las series 1 y 2 que requieren de flexiones y parados de puntillas.

La serie 6 contribuyó grandemente a eliminar la falta de energía física y el entumecimiento gracias a que exige que el practicante se flexione, con lo cual la columna se dobla fortaleciendo las vértebras lumbares y cervicales. La serie 4 contribuyó especialmente al aumento en la irrigación del cerebro al exigir rotaciones del cuello.

Un efecto importante fue la mejoría en la capacidad de mantener el equilibrio, especialmente con los ojos cerrados. Las series 2 y 5 demostraron ser las causantes de esta mejoría.

Estudio clínico de la Universidad de Yale sobre la fatiga y el efecto del Chi Kung para el alivio del dolor

Universidad de Yale

New Heaven, Conneticut, EU
http://medicine.yale.edu/urology/programs/info.
aspx?id=CDR62734

Se presenta un resumen de la sección *Ejercicio* del estudio (2007), donde se afirma la eficacia terapéutica que el Chi Kung logró.

Los estudios preliminares (evidencia nivel I, II, III y IV) muestran que el ejercicio de ligero a moderado tiene beneficios potenciales en pacientes con cáncer. La mejoría consiste en mejores resultados clínicos, mayor energía física, estimulación del apetito y mejor capacidad funcional con mejoría en la calidad de vida, que incluyen aspectos sicológicos como el sentimiento de bienestar, mayor sentido de compromiso para enfrentar los retos del cáncer y su tratamiento.

Varias investigaciones y los lineamientos de la Red Nacional Comprensiva de Cáncer suscriben los beneficios del ejercicio ante la fatiga. Los estudios muestran reducción de la fatiga en alrededor de 35% y mejora en la vitalidad de 30% en pruebas al azar durante la terapia del cáncer.

En un estudio de 545 sobrevivientes de cáncer de mama, que fueron revisados 6 meses después, se vio que la actividad física guarda una firme relación con el funcionamiento físico, la reducción de la fatiga y el dolor.

Cuando se educa a los pacientes en la actividad respecto a su enfermedad es importante estimar la inclusión de 3 a 5 horas a la semana de actividad moderada. Se considera crítico que el paciente escoja el tipo de ejercicio que le agrade y que se establezca una estrategia para llevarlo a cabo (tipo de ejercicio, hora del día para llevarlo a cabo, días de la semana y lugar). Una variación de estos ejercicios es que incluya el componente cuerpo-mente, como el Chi Kung, el Tai Chi o la Yoga.

Un extenso estudio evaluó al Chi Kung médico en el tratamiento del cáncer. La terapia de Chi Kung fue dada a un grupo durante 10 semanas en sesiones de 90 minutos dos veces por semana, lo que representó 1,800 minutos de tratamiento. El grupo de control no recibió ninguna terapia de este tipo. El estudio reportó mejoras significativas para eliminar la fatiga y otros aspectos en la calidad de vida en un grupo de experimentación ante otro grupo (de control) con tratamientos usuales, cuya mayor debilidad es la poca o nula atención a los aspectos mentales y sociales.

También se reportó que los beneficios de esta terapia se pueden perder si los sobrevivientes dejan de practicar Chi Kung y que no se encontraron elementos adversos a lo largo del estudio.

Un punto importante a señalar fue la medida de suero utilizada para medir la inflamación. Al final de las 10 semanas la proteína C-reactiva de los pacientes del grupo experimental descendió a 3.6 mg/L, mientras que en los pacientes del grupo de control aumentó a 19.57 mg/L, lo que se considera una diferencia más que significativa.

El Chi Kung contribuye a reducir el dolor, afirman médicos e investigadores en EU

Clínica Mayo, Rochester, Minnesotta, EU

http://mayoclinichealthsystem.org/locations/onalaska/ medical-services/complementary-medicine/center-for-health- and-healing/qigong

Justo a tiempo para el Mes de la Concientización del Dolor en 2010, dos nuevos reportes de investigación realizados por la Universidad de Minnesota y la Clínica Mayo mostraron que la práctica del Chi Kung ayuda a los pacientes a liberarse del dolor.

La directora de la investigación, Ann Vincent, quien además es doctora y MBBS (Bachelor of Medicine and Bachelor of Surgery) de la Clínica Mayo en Rochester, afirmó: "Pacientes con dolor crónico que han recibido terapia Chi Kung experimentaron una reducción en la intensidad del dolor tras cada sesión de práctica. Esto es especialmente impresionante dado que la mayoría de los pacientes sufrían de dolor desde más de 5 años".

Se calcula que 17 millones de norteamericanos sufren de dolor crónico, por lo que los investigadores han señalado: "El manejo convencional del dolor crónico está en entredicho, ya que la sola medicación farmacéutica ha probado ser inadecuada".

El Chi Kung es una antigua práctica china que asegura afectar la sutil energía del cuerpo llamada Chi. Se considera que hay dos tipos de Chi Kung, el interno o de práctica personal y el externo. En el externo el terapeuta usa su habilidad y conocimiento para mejorar el flujo del Chi en la persona a quien está sanando.

Todos los tratamientos externos de Chi Kung objeto de esta investigación fueron llevados a cabo inicialmente por el maestro Cunyi Lin, fundador del Centro de Chi Kung Spring Forest en Eden Prairie, MN. Los tratamientos consecutivos fueron dados por Jim Nance, asociado de Lin e igualmente maestro de esta técnica.

El maestro Lin enseña las técnicas internas y externas de Chi Kung y sostiene que cualquiera de sus estudiantes puede lograr lo que él. "Cada uno de nosotros ha nacido con el don de curar. Nos podemos curar a nosotros mismos y ayudar a otros a sanar. Sólo necesitamos darnos cuenta de este maravilloso don y aprender a utilizarlo", afirma el maestro Lin.

Otra investigación independiente descubrió que el Chi Kung interno o práctica personal también alivia el dolor crónico. Este estudio fue realizado por la Dra. Jane Coleman, de la Escuela de Enfermería, donde ella enseña a través del Minnesota Intercollegiate Nursing Consortium. Su estudio fue publicado en el *Diario de Enfermería Holística*.

Aplican Chi Kung en el ISSSTE

Nota periodística de Diario Portal

http://diarioportal.com/2013/07/25/305325/

El Chi Kung es una antigua técnica de la cultura china que consiste en ejercicios mentales, físicos y espirituales con el fin de elevar los niveles de salud; hasta ahora más de 30 grupos de adultos mayores de todo el Estado de México reciben ya beneficios en su salud gracias a la aplicación de esta ciencia práctica.

El doctor Miguel Ángel Reza Tenorio, encargado del proyecto de Chi Kung en la Clínica Médica Familiar de Ecatepec, perteneciente al Instituto de Seguridad y Servicios Sociales de los Trabajadores del Estado (ISSSTE), explicó que durante su desarrollo el Programa de Capacitación al inicio de 2010 obtuvo una respuesta positiva y registró la participación de personal de las áreas médica, enfermería, especialistas y trabajo social de cada una de los hospitales, clínicas y unidades médicas del ISSSTE en el territorio mexiquense.

Lo anterior permitió que desde la segunda semana de junio en cada unidad médica se hayan implementado uno o más grupos, cada uno con entre 15 y 40 derechohabientes participantes, quienes han presentado mejoras de salud principalmente en la sintomatología de trastornos osteomusculares y sicológicos. Los resultados obtenidos con la aplicación del Chi Kung, dijo, "demuestran entre otras cosas disminución de dolor articular, mejora de la movilidad y la función, mientras que los síntomas gastrointestinales, entre ellos gastritis, estreñimiento y distención, así como los sicológicos, como cefaleas, ansiedad e insomnio, prácticamente han desaparecido".

Dirigido a médicos, enfermeras, directores de hospitales y demás interesados en el tema, el Programa de Capacitación en Chi Kung se realizó en seis sesiones durante los meses de junio y julio; los resultados y testimonios de los participantes serán expuestos ante las autoridades del ISSSTE, delegación Estado de México, y de la Secretaría de Salud del Gobierno federal y, debido a las experiencias de éxito obtenidas, se prevé su aplicación en otras instituciones de salud.

Inicia ISSSTE delegación Estado de México programa de capacitación en Chi Kung

Nota periodística de Así Sucede

http://www.asisucede.com.mx/2013/06/07/inicia-issste-delegacion-estado-de-mexico-programa-de-capacitacion-en-qi-gong/

El delegado estatal del ISSSTE en el Estado de México, doctor José Edgar Naime Libien, en coordinación con representantes de la Secretaría de Salud del Gobierno federal, inauguró este día el Programa de Capacitación en Chi Kung en la Clínica Médica Familiar de este instituto en Ecatepec.

El Chi Kung es una ciencia práctica con base en ejercicios mentales y físicos que contribuyen a elevar el nivel de salud física, mental, emocional y espiritual. En China es una herramienta milenaria altamente eficiente para sentirse mejor. Forma parte desde hace varios años de las políticas de salud y medicinas complementarias que promueve la Organización Mundial de la Salud.

Cabe mencionar que esta práctica se implementó, a cargo del doctor Miguel Ángel Reza Tenorio, en la Clínica Médica Familiar del ISSSTE en Ecatepec desde 2010, enfocada principalmente a adultos mayores y jóvenes derechohabientes. Los beneficios obtenidos por esta población participante han sido la reducción de visitas a la clínica por consultas médicas, disminución del consumo de medicamentos por diversos padecimientos y mejora con ello en su calidad de vida.

Durante la puesta en marcha del curso de capacitación, y gracias a los beneficios obtenidos, el doctor Naime Libien, médico del ISSSTE, dijo que "el programa de Chi Kung lo implementaremos en la todas las clínicas del ISSSTE en la entidad", ya que existe un gran interés de la población de jubilados y pensionados por este tipo de programas.

El trabajo desarrollado en esta clínica del instituto, con la práctica del Chi Kung, ha mostrado disminución en padecimientos como diabetes, hipertensión arterial, depresión y problemas articulares, motivo por el cual la Secretaría de Salud del gobierno federal ha implementado su aplicación en otras instituciones de salud.

El programa de capacitación en Chi Kung está dirigido a médicos, enfermeras, directores de hospitales y demás interesados en el tema, y tendrá una duración de seis sesiones a realizarse en los meses de junio y julio del presente año en la Clínica Médica Familiar ISSSTE Ecatepec. En la ceremonia de inauguración, el doctor José Edgar Naime estuvo acompañado de representantes de la Secretaría de Salud del Gobierno de la República; del doctor Ricardo Enrique Ruíz, subdelegado médico en la entidad; y del doctor José Oliver Márquez, director de la Clínica Médica Familiar de Ecatepec.

Otras instituciones educativas y de salud que estudian y aplican las técnicas del Chi Kung

Se incluyen algunas de la gran cantidad de instituciones que existen en el mundo. En internet se pueden encontrar como CAM (Complementary and Alternative Medicine).

Universidad de Harvard

Cambridge, Massachussets, EU
http://www.harvard.edu/

La Facultad de Medicina tiene un departamento denominado Medicina Integrativa donde se estudian y se ponen en práctica las formas de la medicina tradicional china, con programas formales de investigación y práctica en clínica.

Universidad de Oxford

Oxford, Inglaterra
http://www.ox.ac.uk/

La división de Ciencias Médicas presenta periódicamente las formas de medicina alternativa, especialmente la china, en forma de seminarios y conferencias. Esta área cuenta con el Doctor en Medicina Edzard Ernst, considerado el primer profesor en el mundo de Medicina Complementaria y Alternativa (Complementary and Alternative Medicine).

Baysyr University

Kenmore, Washington, EU
http://www.bastyr.edu/news/general-news/2013/07/ medical-qigong-program-equips-providers-self-care

Dentro de su sistema de educación continua ofrece cursos dirigidos por el Doctor en Ciencias Guan Cheng Sun.

La Universidad ha creado un programa certificado en autocuración con Chi Kung avalado por la Bastyr's Office of Certificate, Community and Continuing Education (CCCE).

University of Cincinnati

Cincinnati, Ohio, EU
*http://uchealth.com/services/integrative/clinical-services/
medical-qigong/*

Como parte de sus servicios terapéuticos, el Centro Médico de la Universidad de Cincinnati ofrece prácticas de Chi Kung como medio de autocuración.

Centro Médico Hadassah

Consta de dos hospitales en Jerusalén, Israel: uno en el Monte Scoupus y otro en Ein Kerem.
http://www.hadassah-med.com/medical-care/complementary-medicine/qi-gong.aspx

En estos hospitales se practica activamente el Chi Kung, pues se ha demostrado con estudios (McGee w/Chow 1994:17-9) que la práctica de estos ejercicios ha reducido el tiempo de recuperación de cirugías en 50 por ciento.

También se ha demostrado que el Chi Kung baja la presión arterial, el ritmo cardiaco y los procesos metabólicos. Se ha visto que la capacidad del sistema endocrino se ha elevado y que ha tenido efectos reguladores en el adenosin monofosfático cíclico y en la guanosin monofosfático cíclico, que intervienen en la respiración y la provisión de oxígeno en la las células del cuerpo.

"El Chi Kung mejora la circulación sanguínea y fortalece el sistema inmunológico, además de ayudar a enfrentar diversos problemas sicológicos", señala el estudio realizado en este centro hospitalario (Dong & Esser 1994:94-6).

156

El Centro Médico Hadassah ofrece además servicios de reflexología, tuina (masaje tradicional chino), flores de Bach, shiatsu (masaje japonés), auriculoterpia, homeopatía, mesoterapia (microinyecciones), acupuntura y osteopatía.

Universidad Five Branches

San José, California, EU
http://www.fivebranches.edu/extension/1042

Es una de las primeras universidades norteamericanas en ofrecer maestrías y doctorados oficiales en diversas ramas de la Medicina Complementaria y Alternativa (CAM, en inglés), contando además con centros hospitalarios en San José y Santa Cruz. Actualmente ofrece maestría en Medicina Tradicional China y doctorado en Acupuntura y Medicina Oriental, así como certificado en Chi Kung médico.

Universidad de Maryland

Baltimore, Maryland, EU
http://www.compmed.umm.edu/classes_qi.asp

Cuenta con un Centro de Medicina Integrativa que incluye disciplinas como la acupuntura, Chi Kung, Tai Chi y Yoga. Tiene además el Cochrane CAM Field, una institución que investiga todo lo relacionado con la Medicina Complementaria y Alternativa, ofreciendo bases de datos de sitios web de la CAM, investigaciones y publicaciones de este tema.

Apéndice

Automasaje Chi Kung

Existe una controversia sobre la validez de hablar en el mundo del Chi Kung de masajes, porque estas técnicas corresponden a una parte diferente de la medicina china, donde el Chi Kung no tiene nada que ver. Sin embargo, durante mucho tiempo se ha creado la costumbre de aplicar un automasaje tras la realización de los ejercicios de Chi Kung, en vista de que su aplicación concentra el Chi, relaja y sirve como medio de "enfriamiento", como dirían los deportistas actuales.

A continuación se presenta la secuencia más conocida.

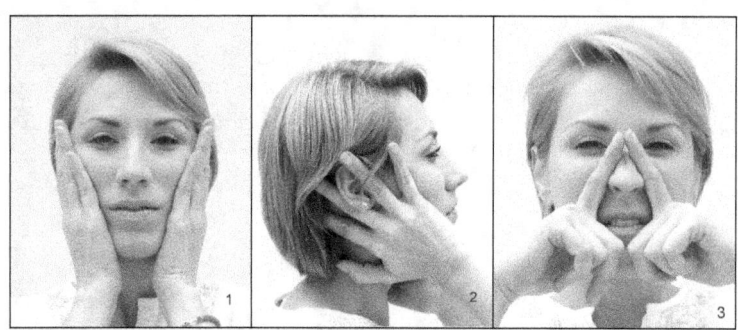

Se comienza frotando vigorosamente las manos para calentarlas. De allí se pasa a frotar las mejillas, la frente y las sienes (Foto 1). Posteriormente se pasa a la parte lateral de la cabeza, cuidando pasar los dedos medios entre las orejas (Foto 2). Se regresa al frente y con los índices se masajea alrededor de la nariz (Foto 3). Con los índices encontrados se frota bajo la nariz (Foto 4).

Una forma muy efectiva para reducir arrugas consiste en doblar los índices y tirar con fuerza desde el centro de la frente hacia los lados. (Foto 5). Se repite lo mismo debajo de los ojos, tirando hasta las orejas. Se da masaje rotatorio en la punta de la nariz (Foto 6).

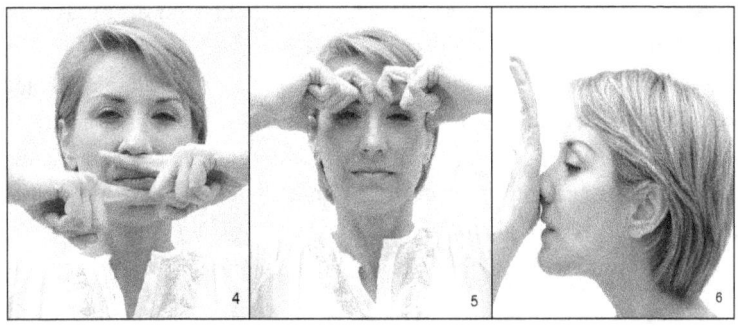

De allí se pasa a masajear el cuello, primero al frente (Foto 7), para pasar luego a la nuca, apretando con fuerza, primero con una mano y luego con la otra (Foto 8).

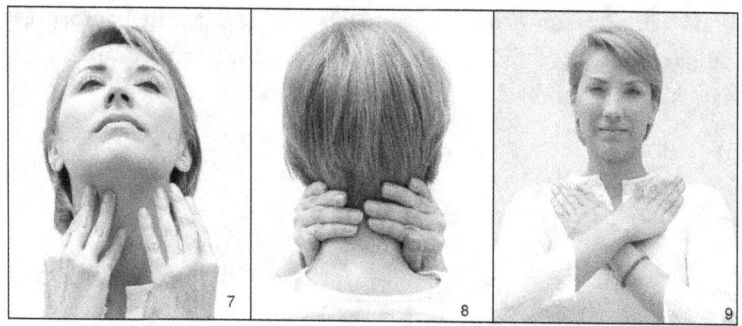

El masaje desciende por el torso, primero en la zona de las clavículas (Foto 9), de allí al esternón y después al plexo solar, hasta llegar a la zona del punto Dan Tian.

En este lugar se golpetea con los puños cerrados (Foto 10), para pasar a la zona de los riñones (Foto 11). Al terminar se da masaje a los brazos, comenzando desde el hombro hasta la punta de los dedos de la mano (Foto 12).

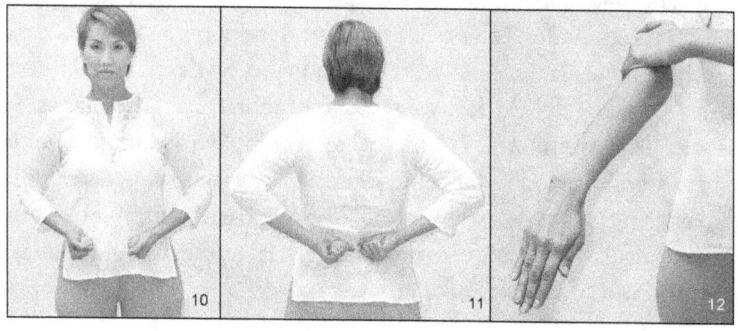

Posteriormente se da masaje descendiendo por la parte externa los muslos, las rodillas y pantorrillas (Foto 13). Se asciende hacia la ingle por la parte interior de la pierna, masajeando igualmente pantorrillas, rodillas y muslos (foto 14). Al terminar se sacuden vigorosamente las manos como tirando algo que tuviera pegado.

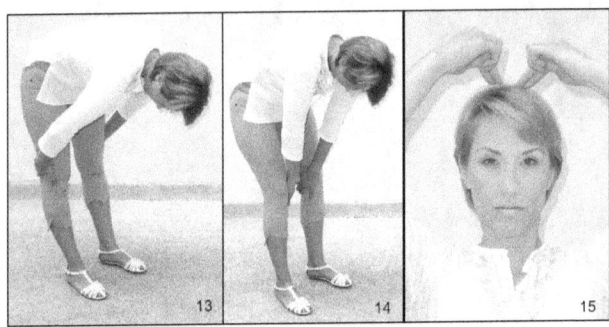

Se continúa el masaje, ahora con golpeteo con los dedos de las dos manos al mismo tiempo o de forma alternada, al gusto. Se comienza por la coronilla (Foto 15), se pasa a las sienes y de allí a la parte central de la frente, después a la zona sobre las cejas y al entrecejo. Se baja el golpeteo a la parte inferior de los ojos (Foto 16), a los pómulos y bajo la nariz (Foto 17) y los labios, esta vez con una mano. Se desciende al hueco de las clavículas debajo de la garganta golpeando con las dos manos. Se desciende al esternón, al estómago, bajo el ombligo, los muslos por la parte externa, las rodillas al frente (Foto 18) y de la parte media externa de las pantorrillas. Se asciende golpeando la parte central interna de las pantorrillas, de los muslos hasta la ingle. Al terminar se sacuden las manos como la vez anterior.

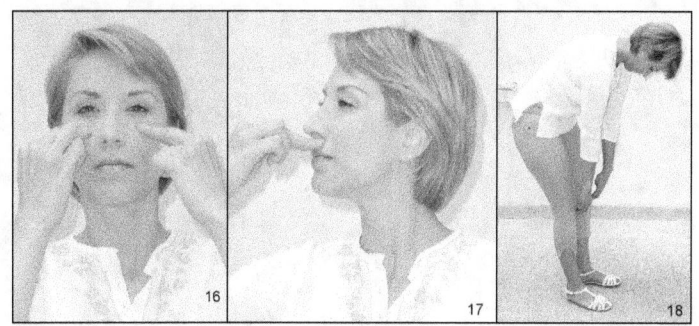

Bibliografía

Anónimo (1980) *I Ching, The book of changes*. Versión en inglés de la traducción del chino al alemán por Richard Wilheilm. Princeton. Bollingen Foundation.

Bayona, Pedro (2013). *Qi Gong para la salud*. México. Centro Integrado de Asesoría en alianza con Centro Holístico Latinoamericano.

Bayona, Pedro (2005). *Las enseñanzas de Lao Tsé. El Tao Te King para la vida moderna*. México. Editorial Lectorum, Colección Prana.

Chuen, Lam Kam (1993). *El camino de la energía. Dominar el arte chino de la fuerza interna con el ejercicio Qi Gong*. Barcelona. Oasis.

Cohen, Kenneth S. (2004). *El camino del Qi Gong. El arte y la ciencia de la curación energética china*. Barcelona. La liebre de Marzo.

Compilación (1989). *Wuqinxi. Ejercicios para el fortalecimiento físico a la manera de los cinco animales*. Madrid. Miraguano Ediciones.

Dong, Liu (2001). *Qi Gong. La vía del sosiego*. Barcelona. Editorial Kairós.

González, Sebastián (2004). *Qi Gong. Caminando hacia la armonía*. L'Hospitalet. Ediciones Índigo.

Maciocia, George (2005). *The Foundations of Chinese Medicine*. London. Elsevier Ltd.

Requena, Ives (1996). *La gimnasia de la eterna juventud. Guía fácil de Qi Gong*. Barcelona: Ediciones Robinbook.

The People's Sports Publishing House, Pekín (1982). *Wushu. Gimnasia china para la salud de la familia*. Barcelona. Círculo de lectores.

Tian, Cheng Yang (2003). *Conocer el Taoísmo. Historia, filosofía y práctica. Qi Gong, Tai Chi, Feng Shui, Meditación, Masaje Taoísta.* Barcelona. Editorial Kairós.

Yang, Jwing Ming (2004). *Qi Gong. El secreto de la eterna juventud. Tratados del cambio de músculo/tendón y lavado de médula/cerebro, de Da Mo.* Málaga. Editorial Sirio.

Índice

Chi Kung, de Pedro Bayona,
fue impreso y terminado en mayo de 2015
en Encuadernaciones Maguntis, Iztapalapa,
México, D. F. Teléfono: 5640 9062.

Fe de erratas

Imágenes con las posiciones correctas para:

3. *Separar el cielo y la tierra* (pág. 79)

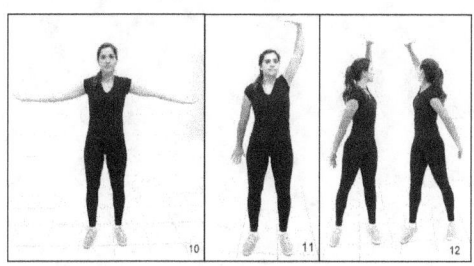

4. *Mirar atrás para evitar consumirse* (pág. 81)

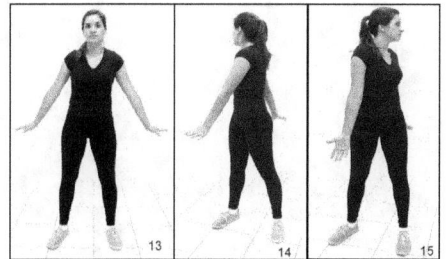

4. *El sonido del corazón* (pág. 95)

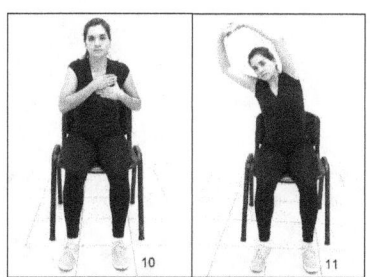